말기 돌봄을 위한

호스피스 간호

Fast Facts for the Hospice Nurse: A Concise Guide to End-of-Life Care,
First Edition
by Patricia Moyle Wright PhD, CRNP, ACNS-BC
ISBN: 9780826131980

The original English language work:
Fast Facts for the Hospice Nurse, first edition, 9780826131980
by Patricia Moyle Wright PhD, CRNP, ACNS-BC has been published by:
Springer Publishing Company
New York, NY, USA

말기 돌봄을 위한 **호스피스 간호**
Fast Facts for the HOSPICE NURSE

2019년 1월 15일 1판 1쇄 인쇄
2019년 1월 20일 1판 1쇄 발행

지은이 | Patricia Moyle Wright
옮긴이 | 김남초 · 공은숙 · 김춘길 · 김희경 · 안수연 · 이영휘 · 장성옥 · 조명옥 · 최경숙
펴낸이 | 김진환
펴낸곳 | 학지사메디컬
04031 서울특별시 마포구 양화로 15길 20 마인드월드빌딩
대표전화_ 02-330-5188 팩스_ 02-326-0338
등 록 | 2010년 2월 8일 제313-2010-36호
메 일 | hakjisamd@hakjisamd.co.kr
홈페이지 | http://www.hakjisamd.co.kr

ISBN 978-89-6069-750-8 93510

가 격 | 15,000원

FAST FACTS FOR THE HOSPICE NURSE

: A Concise Guide to ***End-of-Life Care***

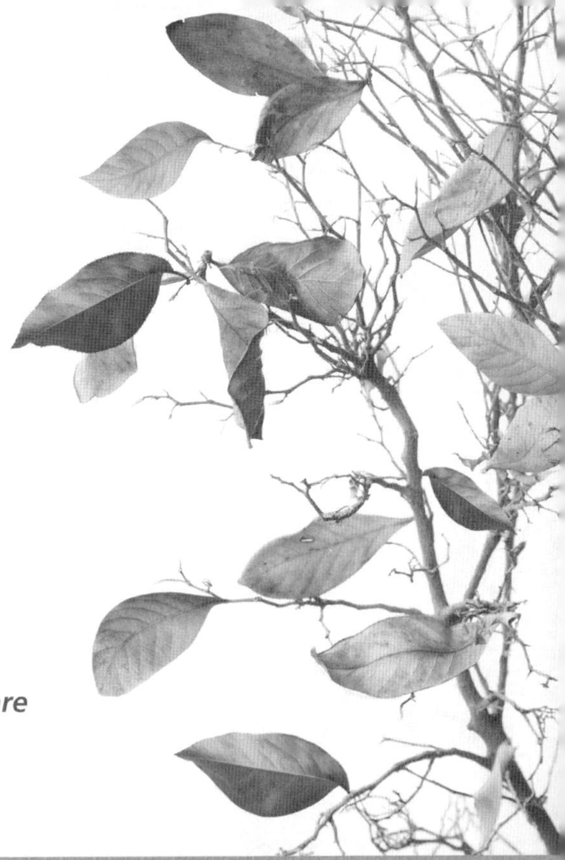

말기 돌봄을 위한 호스피스 간호

Patricia Moyle Wright 저

김남초 공은숙 김춘길 김희경 안수연 이영휘 장성옥 조명옥 최경숙 공역

학지사메디컬
HAKJISA MEDICAL

역자소개

김남초	가톨릭대학교
공은숙	예수대학교
김춘길	한림대학교
김희경	공주대학교
안수연	한림대학교
이영휘	인하대학교
장성옥	고려대학교
조명옥	동의대학교
최경숙	중앙대학교

서문

사람은 누구나 죽음을 맞이한다. 질병으로 일찍 죽음을 맞이하는 사람도 있고, 늙어서 자연적으로 죽음을 맞이하는 사람도 있다. 최근에 죽음에 이르는 생의 말기(the end stage of life)를 더 의미 있고, 편안하고, 행복하게 보내려는 노력이 크게 증가하고 있다.

간호사는 병원이나 요양시설이나 가정이나 지역사회의 어느 곳에서든 죽음을 맞이하는 사람들 곁에서 대상자들이 좋은 죽음을 맞이할 수 있도록 간호해야 할 책임을 가진 전문인이다. 죽음을 앞둔 대상자들의 다양한 상황에 따른 요구에 의해 호스피스 간호 내용의 폭이 확대되고, 질적인 수준도 높아지고, 점차 표준화되면서, 호스피스 간호사의 전문적인 지식과 기술이 더욱 확대되고 체계화될 필요가 높아지고 있다.

앞서 역자들은 간호사가 급증하는 만성질병을 가진 환자들을 잘 간호할 수 있도록 『만성질환: 영향과 중재』라는 책을 번역하여 만성질환자 간호의 다양한 면에서 포괄적인 지식을 전달하고자 노력하였다. 이어서 점차 치료가 어려운 질병을 간호하고 관리하는 완화의료에 대한 전문적 기술과 체계화의 필요성이 높아져, 완화의료의 개념과 내용에 대한 이해증진과 전인적인 간호관리에 대한 지식을 전달하기 위해, 『완화의료: 간호와 건강관리』라는 책을 번역하였다. 이번에 번역하여 소개하고자 하는 책은 『호스피스 간호』이다. 이 책은 간호사들이 죽음을 맞이하는 사람들에게 보다 편안하고 행복한 죽음을 맞이할 수 있도록 즉각적으로 돕는 말기 간호(the end of life care)에 대한 분명하고 간결한 사용설명서이다.

이 책의 1부는 호스피스 개요에 대한 내용을 담고 있다. 1장은 호스피스 돌봄과 완화 돌봄의 차이를 보여준다. 독자들은 두 개념 간의 미묘한 특성을 이해할 수 있을 것이다. 2장은 미국에서의 호스피스의 역사와 발전에 대한 설명이며, 3장은 호스피스 철학과 간호사의 역할에 대한 설명을 제공한다. 그리고 4장에서는 생의 말기를 관리하는 여러 전문가로 구성된 팀의 일원으로서 호스피스 간호사의 역할에 대해 설명하고 있다.

2부는 호스피스 간호의 기본사항들을 간결하게 요약하고 있다. 5장은 호스피스 돌봄의 목표 설정, 6장은 누가 호스피스 돌봄의 적절한 대상자인지를 결정하는 과정, 7장은 호스피스 기본사항인 입원 및 지속적인 치료 그리고 8장은 대상자에 따라 호스피스 돌봄의 수준을 어느 정도로 해야 하는가에 따라 간호사가 현장에서 반드시 기본적으로 행해야 하는 사항에 대해 체계적으로 설명하고 있다.

3부는 환자와 가족을 위한 생의 말기 돌봄에 대한 지식을 제공하고 있다. 9장은 존재론적 고통 및 영적 요구의 인식을 이해하고 이에 따른 적절한 지원을 제공하는 방법, 10장은 문화적 차이를 고려한 생의 말기 간호, 11장은 생의 말기의 신체변화와 증상을 어떻게 사정하고 관리하는지를 설명하고 있고, 12장은 장기간 생의 말기 환자와 함께 해야 하는 가족과 돌봄자에 대한 지지를 제공하는 방법, 그리고 13장은 죽음에 따른 비통과 사별에 대한 이해와 관리 등 환자와 가족들이 생의 말기와 그 돌봄에 필요한 지식과 기술을 체계적으로 정리하여 제공하고 있다.

4부는 호스피스 돌봄의 질을 어떻게 높게 유지할 수 있는가의 내용으로 구성되어 있다. 14장은 호스피스 질에 대한 정의, 15장은 호스피스 돌봄의 질을 어떻게 점검할 것인가, 16장은 호스피스 규정의 준수을 확인하는 방법, 17장은 호스피스 영역에서의 전자문서 등 간호사가 기본적으로 파악하고 있어야 할 내용들을 정리하고 있다.

마지막으로 5부는 호스피스 간호의 직무스트레스에 대한 내용으로 구성되어 있는데, 18장은 직무스트레스의 근원, 19장은 직무스트레스의 결과, 20장은 직무스트레스를 해결하는 방법 그리고 21장은 호스피스 환자를 돌보는 사람들이 스스로를 돌보는 기본 방법 등이 포함되어 있다.

이 책이 죽음을 맞이하는 많은 환자들 곁에서 돌봄을 제공하는 모든 사람들이 꼭 알아야 할 지식과 기술 그리고 갖추어야 할 태도와 행위들을 간결하고 명확하게 제공하고 있으므로 호스피스 간호사뿐 아니라 다양한 현장에서 일하거나 돌봄을 제공하는 모든 분들께도 큰 도움이 될 것으로 역자들은 기대하고 있다.

역자들은 이 책을 번역하면서 원문에 충실하게 번역하려는 노력을 기울였다. 한국과 미국의 보건의료 그리고 호스피스의 상황에 대한 더욱 구체적인 설명들은 우리가 이미 번역한 『만성질환: 영향과 중재』라는 책에서 제공하고 있으므로 그 책을 참고하면 도움이 될 것이다. 책을 번역하면서 정확을 기하려고 최선의 노력을 다 하였지만, 미진한 부분도 있을 것이다. 이 책을 활용하면서 발견된 미진한 부분에 대해서는 언제든지 피드백을 주시기를 부탁드린다.

마지막으로 이 번역서가 출판되기까지 모든 지원을 해주고 항상 더 나은 책을 만들기 위해 노력하는 학지사메디컬의 김진환 사장님과 권승하 부장님 그리고 꼼꼼하게 교정과 편집을 맡아 많은 수고를 해 주신 안호연 편집부장님과 김소영 대리님을 비롯하여, 많은 도움을 준 출판사의 모든 선생님들께 깊은 감사를 드린다.

2019년 1월
역자일동

목차

I

호스피스 개요

Overview of Hospice

1

호스피스 돌봄과 완화 돌봄의 차이

The Difference Between Hospice and Palliative Care

호스피스 돌봄은 수십 년간 진화되어 왔으며 언제나 완화 돌봄 중재와 병합되어 왔다. 완화 돌봄은 건강 돌봄에서 호스피스 돌봄과는 분리된 전문성으로 고려되어졌다. 이러한 두 가지의 돌봄은 서로 밀접하게 연관되어 있지만 동일한 것은 아니다. 이 장에서는 호스피스와 완화 돌봄 사이의 유사성과 차이점에 대해 검토하고자 한다.

학습목표

- 호스피스 돌봄과 완화 돌봄의 차이가 어떻게 다른지 확인한다.
- 호스피스 돌봄과 완화 돌봄의 독특한 면을 확인한다.
- 호스피스 돌봄과 완화 돌봄의 독특함과 상호 연관된 전문적인 영역에 대해 논의한다.

호스피스 돌봄

호스피스 돌봄은 광범위하게는 일차적으로 집에서 치료를 받는 말기 질환자와 그의 가족들을 위한 특별한 돌봄의 형태로 인식되어져 왔다(Coyle, 2015). 이를 정의하자면, 호스피스 돌봄은 말기질환자를 위한 증상 조절 제공과 그들의 가족을 지지해주는 데 그 목적이 있다(Lanken et al., 2008). 호스피스 상황에서 환자와 가족은 돌봄의 한 단위로 고려된다. 호스피스 돌봄은 환자의 가정, 호스피스 입원 병동, 장기요양 기관 혹은 그 이외의 상황에서 수행될 수 있다. 따라서 실제적으로, 돌봄의 장소가 호스피스 돌봄을 한정지을 수 있는 것이 아니다. 오히려 Coyle(2015)에 따르면 호스피스 돌봄은 다음과 협력한다.

- 돌봄은 특히 말기환자를 위해 맞춤화되었다.
- 호스피스 환자는 더 이상 치료적인 처치를 받지 않는다.
- 호스피스 환자는 메디케어 호스피스 혜택을 받을 수 있다.
- 생의 말기에 대한 관심은 전인적인 방법 안에서 강조된다.
- 환자는 숙련된 완화 돌봄 중재를 받는다.
- 돌봄은 주로 가정에서 제공된다.

핵심

호스피스와 완화 간호사를 위한 지지자원:

- 미국간호협회(American Nurses Association, ANA)
- 생의 말기 간호교육협회(End-of-Life Nursing Education Consortium, ENEC)
- 호스피스완화인증센터(Hospice and Palliative Credentialing Center, HPCC)
- 호스피스완화간호사회(Hospice and Palliative Nurses Association, HPNA)
- 국립호스피스완화돌봄기구
  (National Hospice and Palliative Care Organization, NHPCO)
- 희망의 도시(The City of Hope)

호스피스 돌봄의 특성

호스피스 돌봄은 종말과 연관된 느낌을 주어, 용어 사용 시 환자와 가족에게 두려움을 주기도 한다. Hui 등(2013)에 따르면 호스피스는 다음을 포함하는 핵심개념과 관련이 있다.

- 증상조절 강조
- 전문직 간 돌봄
- 돌봄 제공자 포함
- 사별 서비스
- 기대수명 6개월
- 종말에 대한 범주 기반 결정 및 호스피스 서비스를 위한 적격성
- 지역사회기반 돌봄
- 호스피스 입원 서비스의 이용가능성
- 호스피스 자원봉사자와 보조적인 서비스의 사용가능성

생의 말기 프로토콜

호스피스 돌봄은 생의 말기에 요구되는 특수성 때문에 생의 말기 상황과 관련 있는 특별한 전문적인 기술을 포함한다. 예를 들면, 일부 기관에서는 기계적 환기의 철회(Lanken et al., 2008), 생의 말기 마약제의 사용(HPNA, 2004), 자동 이식 가능한 심장 제세동기(NHPCO, 2008)와 같은 생의 말기 절차에 대한 의견서를 제시하고 있다. 이와 같은 프로토콜은 환자의 생애 마지막 순간에 안위를 보장하는 호스피스 간호사의 독특한 기술을 강조한다. 생의 말기 프로토콜과 의견서에 대한 몇 가지 정보는 다음과 같다.

- Hasting 센터 가이드라인(Berlinger, jennings & Wolf, 2013).
- 국립호스피스완화돌봄기구

- 호스피스완화간호사회
- 미국간호협회

사별 간호

완화적인 치료와는 별개로 호스피스 돌봄의 한 가지 특징은 환자사망 후 가족을 위해 사별간호를 하는 것이다. 사별간호는 환자사망 후 1년 까지 환자의 가족이나 돌봄 제공자를 방문하거나 전화상담을 하는 등의 팀의 노력을 말한다. 많은 호스피스 팀은 또한 사별한 가족들이 빠르게 슬픔을 잊도록 돕는 통합적인 추모 서비스를 제공한다. 이밖에도 지지그룹 등이 정규적으로 호스피스를 통해 제공되며, 배우자 상실 혹은 자녀상실에 따라 세분화되어질 수 있다.

핵심

완화적인 치료는 전통적인 의학 주류의 이면에서 수행되어져 왔지만, 만성 질환의 유병률이 증가하면서 완화적인 치료가 선호되고 있다(Coyle, 2015).

완화 돌봄

세계보건기구(WHO, 2016)는 완화 돌봄을 '통증과 기타 신체적 · 심리사회적 · 영적 문제에 대한 치료, 결점 없는 사정, 조기 식별의 수단으로 고통을 완화하고 방지함에도 불구하고 생명 위협적인 질환과 관련된 문제에 직면한 환자와 그 가족의 삶의 질을 향상시키는 접근이다.'라고 정의했다. 완화 돌봄은 통증, 호흡곤란, 오심 구토, 피로, 기타 안위를 취할 수 있는 환자의 능력을 방해하는 증상의 관리를 포함한다. Coyle(2015)에 따르면 완화 돌봄은 다음과 같다.

- 특별하다.

- 환자와 가족의 영적 · 심리사회적 · 문화적인 욕구를 강조한다.
- 급성기, 장기, 가정 상황에 있는 모든 환자에게 수행 가능하다.
- 치유적인 치료를 배제하지 않는다.
- 전인적이다.
- 학제 간 팀을 포함한다.
- 진단 시점 시 생명제한적인 상태에서 진지한 치료계획과 통합되어야 한다.

핵심

'완화 돌봄'은 메디케어 혜택으로서 지정되지 않았음에도 불구하고 메디케어 파트 B는 완화적인 일정한 치료와 서비스를 보장해 줄 수 있다.

완화 돌봄 간호사

완화 돌봄 간호사의 전문적 지식은 환자와 가족의 붕괴된 삶의 질과 관련된 증상 관리를 하는 데 있다. 완화 돌봄 간호사는 치료적 계획이나 생명제한적인 질병 경계 범위 내의 안위를 증진시키는 맥락에서 고통을 완화하는 약물적 · 비약물적 방법을 사용하는 전문가이다. Coyle(2015)에 따르면, 완화 돌봄 간호사는 환자와 가족 간에 긴밀한 치료적 관계를 발전시키고 환자와 나머지 돌봄 팀 사이에 연락관으로 봉사한다. 완화 돌봄 간호사는 '모든 것을 한다.'에서 '안위와 치유를 제공하는 모든 것을 한다.'까지 돌봄자들을 도울 수 있을 것이다.

완화 돌봄 서비스의 규정

인증받은 호스피스 기관을 통해 제공되는 호스피스 서비스와는 다르게, 완화적인 서비스는 메디케어 혹은 기타 건강보험으로 완전히 커버될 수도 있고, 되지 않을 수도 있다. 그러나 완화 돌봄 서비스는 점차 돌봄의 연속성으로 통합되고 채택되고 있으며, 적용범위 또한 신속하게 변화되고 있다.

핵심

조직 내 완화 돌봄 프로그램 시작에 관심이 있는 분들을 위해서, 상급완화돌봄센터에서는 훈련 및 지원, 도구 등을 제공하고 있다. 추가 정보는 www.capc.org를 참조한다.

일부 병원에서는 호스피스 서비스를 위한 요구를 인식하고 이러한 돌봄의 형태를 통합하였다. 공동위원회(The Joint Commission, TJC)는 2011년에 병원 기반 완화 돌봄의 우수성을 인식하기 시작했다. 이 인증서는 공동위원회에서 인정한 것이다(TJC, 2016).

- 학제 간 팀이 주도하는 공식적인 완화 돌봄 프로그램이 있다.
- 완화 프로그램을 지원하고 지지하는 리더십이 있다.
- 가족 연대성을 증진하기 위한 전략들을 수행한다.
- 조직 내 그리고 환자의 돌봄에 연루된 다른 기관 혹은 제공자들과 학제적인 의사소통에 역점을 둔 서비스와 협동적인 돌봄을 제공한다.
- 환자 돌봄을 위한 프로토콜을 개발하기 위하여 국가적인 근거기반 가이드라인을 이용한다.

호스피스 · 완화 돌봄의 요약

호스피스 · 완화 돌봄 간의 차이 비교는 **표 1.1**을 참고한다.

표 1.1

호스피스 · 완화 돌봄 간의 차이

호스피스 돌봄	완화 돌봄
말기질환과 임종환자를 위한 돌봄의 한 형태	중증환자의 상태가 말기인지 여부와 상관없이 안위증진이 목적인 돌봄의 한 형태
환자사망 후 약 1년간 사별간호 서비스가 제공된다.	사별간호 서비스가 언제나 제공되지는 않는다.
돌봄은 일차적으로 가정에서 제공된다.	돌봄은 급성기, 장기요양시설 혹은 기타 상황에서 제공되어질 수 있다.
환자는 치유적인 치료 없이 지내는 것을 선택한다.	완화 돌봄은 치유 혹은 생의 말기 치료와 연계하여 제공된다.
호스피스 메디케어 혜택으로 커버된다.	메디케어나 기타 건강보험으로 커버될 수도, 안 될 수도 있다.
환자의 기대수명은 6개월 이하이다.	환자의 기대수명은 돌봄의 요인이 아니다.

결론

이 장에서는 호스피스 돌봄과 완화 돌봄 간의 유사점과 차이점을 제시하였다. 또한 각 전문영역에서의 간호사의 역할도 검토되었다. 호스피스 돌봄은 완화 돌봄이 포함되었음에도 불구하고, 완화는 단지 임종직전의 환자만이 아닌 모든 중증질환자를 위한 돌봄 계획에 병합되어 있기 때문에, 돌봄이 더 확대된 형태이다. 임종에 직면한 환자와 가족을 위해, 호스피스 돌봄 제공자는 환자사망 후 사별 지지를 포함하여, 생의 말기 시 나타나는 요구에 대한 맞춤형 서비스를 제공한다.

참고문헌

Berlinger, N., Jennings, B., & Wolf, S. M. (2013). *The Hastings Center guidelines for decisions on life-sustaining treatment and care near the end of life: Revised and expanded second edition*. Oxford, UK: Oxford University Press.

Coyle, N. (2015). Introduction to palliative care. In B. R. Ferrell, N. Coyle, & J. A. Paice (Eds.), *Oxford Textbook of Palliative Nursing* (pp. 3–19). New York, NY: Oxford University Press.

Hospice and Palliative Nurses Association. (2004). HPNA position statement: Providing opioids at the end of life. Retrieved from http://www.hpna.org/file maintenance_view.aspx?ID=27

Hui, D., De La Cruz, M., Mori, M., Parsons, H. A., Kwon, J. H., Torres-Vigil, I., . . . & Bruera, E. (2013). Concepts and definitions for "supportive care," "best supportive care," "palliative care," and "hospice care" in the published literature, dictionaries, and textbooks. *Supportive Care in Cancer, 21*(3), 659–685.

The Joint Commission. (2016). Facts about the Advanced Certification Program for Palliative Care. Retrieved from http://www.jointcommission.org/facts_about_palliative_care

Lanken, P. N., Terry, P. B., DeLisser, H. M., Fahy, B. F., Hansen-Flaschen, J., Heffner, J. E., . . . & Yankaskas, J. R. (2008). An official American Thoracic Society clinical policy statement: Palliative care for patients with respiratory diseases and critical illnesses. *American Journal of Respiratory and Critical Care Medicine, 177*(8), 912–927.

National Hospice and Palliative Care Organization. (2008). Understanding advanced directives. Retrieved from http://www.caringinfo.org/files/public/brochures/Understanding_Advance_Directives.pdf

World Health Organization. (2016). WHO definition of palliative care. Retrieved from http://www.who.int/cancer/palliative/definition/en

2

미국에서의 호스피스 역사와 진화

History and Evolution of Hospice in the United States

오늘날의 호스피스 돌봄은 20세기 후반 유럽으로부터 미국으로 들어온 생의 말기 운동에 뿌리를 두고 있다. 이 장에서는 현대 호스피스 운동 발달 개요를 다루고 있다. 또한 미국에서 호스피스 성장을 지지하는 법적 변화에 대해서도 검토하고 있다.

학습목표

- 호스피스 돌봄의 기원에 대해 이해한다.
- 미국 호스피스 운동의 전환점을 확인한다.
- 연구가 어떻게 생의 말기 실무 형태에 도움을 주었는지 논의한다.
- 미국에서 호스피스 돌봄을 지지하는 법적 변화를 확인한다.

미국에서의 호스피스

Dame Cicely Saunders는 호스피스 운동의 여성 창시자이다. Saunders는 간호사로, 사회복지사로 그리고 후에는 의사로 활동하였다. 호스피스에 대한 그녀의 견해는 다음과 같다.

- 생의 말기 돌봄을 위한 인간적이고 체계적인 접근 개발하기
- 환자 돌봄을 위해 학제적인 접근 고안하기
- 환자와 호스피스 직원의 영적 성장 지지하기
- 임종 시 관련된 통증과 고통을 편하게 하기(Wright & Clark, 2012)

Saunders는 처음에 호스피스 관련자들이 종교질서와 유사한 방식으로 조직될 것으로 예견하였다(Wright & Clark, 2012). 그러나 Saunders가 생의 말기 돌봄을 증진시키는 데 흥미를 지닌 여러 사람과 일을 하면서 보다 확대된 호스피스 운동으로 형태가 바뀌기 시작했다. Saunders 등은 '목표와 기초' 기록을 개발했는데, 이는 호스피스 돌봄의 5가지 전제를 요약한 것이다. 호스피스의 범위가 정의된 첫 번째 전제는 1967년 런던에서 St. Christopher에 의해 시작되었다.

핵심

Saunders의 생의 말기 돌봄에 대한 열정은 그녀의 지극한 종교적 신념과 죽음은 곧 종교적인 부름에 대한 섬김이라는 그녀의 믿음에 의해 채워졌다.

동시대에, 생의 말기 돌봄에 대한 운동이 미국에서도 시작되었다. Elisabeth Kübler-Ross 박사는 다음 내용을 통해 생의 말기 대화를 앞장서 나가게 한 주요 연구자였다.

- 1960년대 중반 임종환자와 인터뷰 수행하기
- 반복해서 등장하는 특정 주제 확인하기
- 1969년 『On Death & Dying』이라는 획기적인 도서를 출판했는데, 이는 생명이 위험한 상황에 놓여있을 때 임종과정에서 나타나는 5단계를 요약한 것으로 그 내용은 아래와 같다.
    - 부정과 고립
    - 분노
    - 협상
    - 우울
    - 수용

미국에서는 점차 건강관리 전문가, 연구자, 공공기관 등에서 어떻게 죽음이 전개되었는지에 대해 흥미를 가지게 되었다. 특별한 관심사는 병원에서 임종환자를 어떻게 치료하고 있느냐는 것이었다. 『죽음에 대한 인식(Awareness of Dying)』이라는 책에서, Glaser와 Strauss(1965)는 임종환자를 다룰 때 인간 상호관계에서 대조를 이루는 의사와 간호사에 의해 수행되는 기술적 · 전문적 지식에 대한 방법을 설명하고 있다. 그들은 건강관리 전문가들을 통해 다음과 같은 사실을 발견하였다.

- 임종환자와 함께 하는 것이 불편해졌다.
- 죽음을 논할 준비가 안 되었기 때문에 임종환자를 피하는 경향이 있다.
- 임종환자를 피하거나 고립시키는 것으로 그들 자신의 부적응과 고통이 증가되었다.

핵심

호스피스 메디케어 혜택(Hospice Medicare Benefit)은 의사, 간호사, 전문 간호사, 간호보조원, 치료요법사, 사회복지사, 종교인, 자원봉사자 등이 제공한 서비스를 보장한다. 말기 질환과 관련된 의료기구, 의료물품, 약물 또한 보장된다. 재가 돌봄은 입원환자에게서 매달 5일까지 사용가능하다(CMS, 2015).

이는 주로 질병과 투쟁하고 생명연장에 초점을 맞추었던 건강전문가들과 일반인들에게 명확해졌다. 그러나 임종과 죽음에 대한 관심의 증가는 이미 관점의 변화를 가져왔고 건강 돌봄의 변화를 주도하였다. 1970년대와 1980년대 동안 호스피스 돌봄 전략은 다음과 같이 빠르게 성장했다.

- 1974: 코네티컷 호스피스(The Connecticut Hospice, Inc.) 미국에서 첫 번째로 개설된 호스피스로 생의 말기 돌봄을 제공하기 시작하였다(Simms, 2007).
- 1978: 국가암연구소가 코네티컷 호스피스에 '말기환자와 그들의 가족을 위한 국가 시범센터를 발전시키기 위한 목적으로' 자금을 제공했다(Committee on Finance, 1983, p.2). 1978년 말 미국에는 59개의 호스피스가 존재하였다(Greer, Mor, Sherwood, Morris & Birnbaum, 1983).
- 1979: 보건관리 재정부서는 호스피스 서비스의 범위와 이러한 유형의 돌봄과 관련된 비용조사에 자금을 지원하였다(NHPCO, 2016; Simms, 2007).
- 1982: 의회는 호스피스 서비스가 메디케어 파트 B에서 보장되는 규정을 승인했다. 그러나 규정에는 일몰 조항이 포함되어 있어 의회의 조치 없이 1986년에 종료되는 것이었다.
- 1983: Robert Dole 상원 의원이 의장을 맡은 연방 상원위원회 재

정위원회의 보고서에서는 호스피스 돌봄에 관한 자료 수집을 통해 호스피스 돌봄이 병원 환경에서 제공되는 생의 말기치료보다 효과적이고, 비용 면에서도 효과적이었다고 보고하였다. 절약되는 비용은 평균 환자당 2,485달러였는데, 현재 시세로 보면 대략 환자당 5,000달러에 해당된다.

- 1984: 공동위원회는 호스피스 기관의 인증을 받기 시작하였다.
- 1986: 임종환자를 위한 적절한 돌봄의 혜택을 인식하면서, 의회는 호스피스 메디케어 혜택을 영구히 유지하도록 투표했다(NHPCO, 2015).
- 1991: 호스피스 돌봄이 재향 군인회 혜택에 포함되도록 권고되었다(NHPCO, 2015).
- 1993: 호스피스 돌봄이 국가적으로 보장되는 혜택이 되었으며, 클린턴 대통령이 국가 호스피스 달을 11월로 인정하였다(Clinton, 1993; NHPCO, 2015).
- 1994: 호스피스 간호사에 대한 첫 번째 자격시험이 호스피스완화인증센터를 통해 관리되었다(HPCC, 2014).
- 1997: 균형 잡힌 예산 법에 호스피스 돌봄에 관한 몇 가지 규정, 예를 들면, 환자의 말기질환과 관련된 항목과 서비스에 대한 확대된 적용 범위, 업데이트된 지불구조, 개정된 혜택기간이 포함되었다(Library of Congress, 2016).
- 2000: 희망의 도시와 미국간호대학연합회 간 상호노력의 결과, 생의 말기 간호교육협회에 Robert Wood Johnson 재단으로부터 자금이 조달되었다(ELNEC, 2012).
- 2001: 미국에서 전문가들 간에 생의 말기 돌봄에 대해 논의하는 국가여론합의 프로젝트(National Consensus Project, NCP)가 뉴

욕 주에서 개최되었다.

- 2006: 국가질향상포럼(National Quality Forum, NQF)은 「완화 돌봄과 호스피스 돌봄의 질을 위한 국가적 기틀과 선호된 실무: 여론 보고서」를 발표하였다.
- 2009: 미국호스피스완화의료학회, 상급완화돌봄센터, 호스피스 완화간호사회, 국립호스피스완화돌봄기구와의 협력을 통해 업데이트된 임상 가이드라인이 작성되어 배포되었다.
- 2010: 환자보호 및 적절한 의료행위 법에 질 높은 완화와 생의 말기 돌봄을 위한 규정이 포함되었다.
- 2011: 공동위원회는 건강관리기구들의 질을 위해 '상급완화 돌봄 인증'을 출시했다.
- 2015: 메디케어와 메디케이드 서비스센터(Center for Medicare & Medicaid Services, CMS)는 메디케어 혜택을 위해 제공되는 상급 돌봄 계획을 위해 2개의 새로운 청구 코드를 개방하였다.

핵심

생의 말기 간호교육협회는 면허 간호사에게 생의 말기 돌봄 훈련 제공을 위해 2천 가지의 교과과정을 개발하였다. 오늘날 거의 2만 1천 명의 간호사와 기타 건강관리 전문가들이 이 코스에 참여하고 있다(AACN, 2015).

해마다 말기 환자를 위한 돌봄을 증진시키기 위해 수많은 국가와 국제적인 노력들이 지속되고 있다. 호스피스 돌봄은 미국의 어느 주에서도 이용 가능하며, 면허간호사와 상급 실무 간호사를 위한 자격증도 유용하다. 또한 호스피스완화 자격증 취득 범위는 최근 신생아와 아동간호 영역으로 확대되고 있다(HPCC, 2014).

핵심

'hospice'의 용어는 'hospitality'라는 동일한 언어적 루트에서 유래되었고, 중세시대에 호스피스는 장기여행을 하는 여행자들이 쉬어가는 장소였다 (NHPCO, 2015).

결론

지난 50년 동안 생의 말기 돌봄은 미국에서 창시자들의 노력과 많은 법률적인 변화로 인해 급속히 확장되어져 왔다. 호스피스 메디케어는 생의 말기에 놓여 있는 모든 미국인에게 호스피스 돌봄을 보장하고 있다. 생의 말기 환자를 돌보는 간호사는 자격증 취득이 가능하며 호스피스 돌봄은 현재 전문성을 인정받고 있다.

참고문헌

American Association of Colleges of Nursing. (2015). ELNEC fact sheet. Retrieved from http://www.aacn.nche.edu/elnec/about/fact-sheet

Centers for Medicare & Medicaid Services. (2015). Medicare benefit policy manual. Retrieved from https://www.cms.gov/Regulations-and-Guidance/Guidance/Manuals/downloads/bp102c09.pdf

Clinton, W. J. (1993). Proclamation 6630: National hospice month, 1993 and 1994. Retrieved from http://www.presidency.ucsb.edu/ws/?pid=62503

Committee on Finance, U.S. Senate. (1983). Background materials on Medicare Hospice benefit. Retrieved from http://www.finance.senate.gov/imo/media/doc/sprt98-88.pdf

End-of-Life Nursing Education Consortium. (2012). History, statewide effort and recommendations for the future: Advancing palliative nursing care. Retrieved from http://www.aacn.nche.edu/elnec/publica tions/ELNEC-Monograph.pdf

Glaser, B. G., & Strauss, A. L. (1965). *Awareness of dying*. New Brunswick, NJ, Aldine Publishing.

Greer, D. S., Mor, V., Sherwood, S., Morris, J. N., & Birnbaum, H. (1983). National hospice study analysis plan. *Journal of Chronic Disease, 36*(11), 737–780.

Hospice and Palliative Credentialing Center. (2014). History of HPCC. Retrieved from http://hpcc.advancingexpertcare.org/about/history-of-hpcc

Kübler-Ross, E. (1969). *On death & dying: What the dying have to teach doctors, nurses, clergy, & their own families*. New York, NY: Scribner.

Library of Congress. (2016). H.R.2015—Balanced Budget Act of 1997. Retrieved from https://www.congress.gov/bill/105th-congress/house-bill/ 2015

National Hospice and Palliative Care Organization. (2015). History of hospice care. Retrieved from http://www.nhpco.org/history-hospice-care

National Hospice and Palliative Care Organization. (2016). Discharge from hospice services. Retrieved from http://www.nhpco.org/discharge-hospice-services

National Quality Forum. (2006). *A national framework and preferred practices for palliative and hospice care quality: A consensus report*. Retrieved from http://www.qualityforum.org/publications/2006/12/A National_Framework_and_Preferred_Practices_for_Palliative_and Hospice_Care_Quality.aspx

Simms, T. J. (2007). A perspective on the end of life: Hospice care. *Topics in Advanced Practice Nursing eJournal*. Retrieved from http://www.medscape.com/viewarticle/549702

Wright, M., & Clark, D. (2012). Cicely Saunders and the development of hospice palliative care. In H. Coward & K. I. Stajduhar (Eds.), *Religious understandings of a good death in hospice palliative care* (pp. 11–28). Albany: State University of New York Press.

3

호스피스 철학과 간호사의 역할

Hospice Philosophy and the Role of the Nurse

Sanders가 호스피스 작업에서 몰두했던 초기의 기독교적 관점은 각자의 삶이 자연적으로 끝날 때까지 가치 있게 평가되고, 그 시기가 지날 때까지 각각의 사람들은 최상의 질적 돌봄을 받았다(Wright & Clark, 2012). 이러한 전망은 호스피스 간호를 위한 기반으로 남게 되었다. 그러나 시간이 지나면서 호스피스 간호의 범위와 기준의 개발은 호스피스 간호사의 역할을 명확히 하면서 윤곽을 나타내었다.

학습목표

- 호스피스 완화 돌봄에서 간호사의 역할을 정의한다.
- 호스피스 환경에서 환자간호 방법의 차이를 설명한다.
- 호스피스 완화 간호사를 위한 자원들을 확인한다.

간호와 인간고통의 경감

간호사는 언제나 임종환자의 돌봄에서 중심인물이었다. 그러나 40년이 지나면서 미국에서는 호스피스 간호사의 역할이 상당히 진화되었다. 오늘날, 호스피스 간호사는 임종이 다가온 환자를 위한 간호뿐 아니라 완화 중재에서도 증명할 수 있는 전문가로 기대받고 있다. 즉, 호스피스 간호사의 전문성은 증상을 완화하는 것인데, 이는 플로렌스 나이팅게일(Florence Nightingale, 1860)이 진술했던 근본적인 간호의 목표와 밀접하게 일치하며, 미국간호협회(American Nurses Association, ANA)가 다음과 같은 진술에서 재확인해왔던 것과 맥을 같이 한다: '간호행위의 목적은 건강을 최적화하고, 방어 · 증진하기; 상해와 질병으로부터 예방하기; 고통을 경감하기; 개인, 가족, 지역사회, 국민을 옹호하기'(2010a, p. 11).

전문분야에서의 호스피스 간호

1987년 미국에서 첫 번째 호스피스 간호사 조직인 호스피스간호사회(Hospice Nurses Association, HNA)가 창립되었다. 이 조직은 후에 호스피스 간호사의 자격증 과정을 개발하는 국가호스피스간호사자격위원회(National Board for Certification of Hospice Nurses, NBCHN)로 창설되었다(2004).

핵심

'호스피스 완화간호의 목표는 환자 임종과정 동안 질병의 경과에 따른 증상을 경감시켜 환자의 삶의 질과 사별 과정 동안 가족 삶의 질도 증진시키는 것이다'(ANA/HPNA, 2007, p. 1).

1994년, 호스피스 간호사를 위한 첫 번째 자격시험이 실시되었고, 이 시험에 합격한 사람들은 호스피스 간호사(Certified Registered Nurse Hospice, CRNH)라는 자격증을 받았다(RNA; HPCC, 2014a).

1997년, 호스피스 간호사협회는 역할 규명 연구를 실시하였고, 호스피스 간호사에게 완화 돌봄에 대한 전문성이 필요함을 발견했다. 따라서 1999년, 국가 호스피스 간호사 자격위원회는 이러한 능력을 갖고 시험에 성공적으로 통과한 사람들에게 호스피스 완화 간호사 자격증 인증서를 제공하였다(HPNA, 2004). 2002년, 호스피스 면허 간호사 자격증은 퇴출되고, 같은 해에 미국 전문 간호사 위원회에 의해 호스피스 완화 간호사로 인증받게 되었다(HPCC, 2014a). 이러한 조직의 목표를 보다 정확하게 제시하기 위해, 호스피스간호사회는 호스피스완화 간호사회로 재 명명되었다.

질문: 간호사들은 어떻게 호스피스 완화 돌봄의 자격을 갖추게 되었는가?

답변: 자격증은 다음과 같이 간호사를 돕기 때문이다.

- 통증과 증상관리에서의 능력을 증명한다.
- 생의 말기에서 얻어지는 성과를 증진한다.
- 간호의 전문성을 확보한다.
- 생의 말기 돌봄의 질에 대한 개인적인 사명감을 보여준다(HPCC, 2014b).

국가호스피스간호사자격위원회는 또한 그 범위 안으로 완화 돌봄을 병합하였으며 명칭도 호스피스완화인증센터(Hospice and Palliative Credentialing Center, HPCC)로 새롭게 명명되었다. 이 위원회는 호스피스 완화간호에서 행정가, 간호실무사, 간호보조원, 일반 간호사, 전문 간호사를 위한 자격시험을 관장하고 있다. 면허 간호사를 위한 호스피스 완화 간호시험은 필요능력을 반영하는 7가지 분야에 대해 평가한다.

1. 환자간호: 성인 환자의 생명제한적인 상황
2. 환자간호: 통증관리
3. 환자간호: 증상관리
4. 환자와 가족 돌봄
5. 교육과 옹호
6. 학제 간 · 협동적인 실무
7. 전문적인 이슈(HPCC, 2016).

호스피스 완화 인증시험에 포함된 영역은 미국간호협회/호스피스완화간호사회(ANA/HPNA, 2007)에서 요약한 호스피스 완화간호의 범위 및 표준과 일치하며, 다음 분야의 전문지식이 필요함을 제시하고 있다.

- 임상적 판단
- 옹호와 윤리
- 전문 직업의식
- 협동
- 체계적인 사고
- 문화적 역량
- 학습 촉진
- 의사소통

실무의 표준

미국간호협회/호스피스완화간호사회(ANA/HPNA, 2007)는 또한 호스피스완화간호를 위한 16개의 실무 표준을 요약했다.

표준 1: 사정
표준 2: 진단

표준 3: 결과 확인

표준 4: 계획

표준 5: 수행

표준 6: 평가

이 중 전문가적 수행과 관련된 표준 10가지는 다음과 같다.

표준 7: 윤리

표준 8: 교육

표준 9: 근거기반실무와 연구

표준 10: 실무의 질

표준 11: 의사소통

표준 12: 리더십

표준 13: 협동

표준 14: 전문적인 실무 평가

표준 15: 자원 이용

표준 16: 환경 건강

핵심

2013년, 미국간호협회는 안락사 및 자살, 임종을 돕는 것에 대한 입장 진술서를 발표하였다. 이 진술서는 www.nursingworld.org/MainMenuCategories/EthicsStandard/Ehics-Position-Statements에서 확인가능하다.

미국간호협회(ANA, 2010b)는 생의 말기 돌봄을 제공하는 데 있어서 면허 간호사의 책임과 역할에 대한 입장을 밝혔다. 이 기록은 미국간호협회 윤리코드(2001) 뒷부분과 호스피스 완화간호의 범위와 표준에 언급되어 있다(ANA/HPNA, 2007). 덧붙여서, 입장 진술서는 더 큰 맥락 안에서 간호교육의 필수 사항을 생의 말기 간호교육 컨소

시업에 맞도록 하였다. 간호교육 컨소시엄 교과과정은 전 세계적으로 제공되며, 호스피스 완화간호와 관련된 9개 분야의 전문 콘텐츠를 포함한다.

- 생의 말기 돌봄
- 통증 관리
- 증상 관리
- 윤리적 · 법적 이슈
- 문화적인 고려사항
- 의사소통
- 비통, 상실, 사별
- 생의 말기에 질적 돌봄 성취
- 임종 시기를 위한 돌봄과 준비

질문: 생의 말기 간호에 대한 교육의 기회를 어디서 찾을 수 있는가?

답변: 호스피스 완화간호에 대해 가장 광범위하게 인식된 생의 말기 훈련 프로그램은 생의 말기 간호교육 컨소시엄이다. 보다 자세한 정보는 www.aacn.nche.edu/elnec에서 찾을 수 있다.

결론

호스피스 완화 돌봄에서의 간호사의 역할은 지난 40년간 기하급수적으로 확대되어 왔다. 오늘날, 호스피스 완화 간호사 자격증은 취득가능하며, 또한 생의 말기 간호교육 컨소시엄 같은 프로그램을 통해 전문분야의 독특한 지식체계를 전달할 수 있는 응집력 있는 방법을 배울 수 있다. 호스피스 팀의 가치 있는 구성원으로서 간호사는 돌봄 계획을 조정하는 책임이 있으며, 이를 위한 필수 전문지식을 가지고 있어야 한다.

참고문헌

American Nurses Association. (2001). *Code of ethics for nurses with interpretive statements*. Silver Springs, MD: Nursesbooks.org.

American Nurses Association. (2010a). *Policy statement: The essence of the profession*. Silver Spring, MD: Nursesbooks.org.

American Nurses Association. (2010b). Position statement: Registered nurses' roles and responsibilities in providing expert care and counseling at the end of life. Retrieved from http://www.nursingworld.org/MainMenu Categories/EthicsStandards/Ethics-Position-Statements/etpain14426.pdf

American Nurses Association/Hospice and Palliative Nurses Association. (2007). *Hospice and palliative nursing: Scope and standards of practice*. Silver Spring, MD: Nursesbooks.org.

Hospice and Palliative Credentialing Center. (2014a). History of HPCC. Retrieved from http://hpcc.advancingexpertcare.org/about/history-of-hpcc

Hospice and Palliative Credentialing Center. (2014b). Why certification? Claiming and validating our expertise. Retrieved from http://hpcc.advan cingexpertcare.org/competence/why-certification

Hospice and Palliative Credentialing Center. (2016). CHPN candidate handbook. Retrieved from http://www.goamp.com/Publications/candidate Handbooks/HPCC-CHPN-Handbook.pdf

Hospice and Palliative Nurses Association. (2004). *Statement on the scope and standards of hospice and palliative LPN/LVN practice*. Dubuque, IA: Kendall Hunt Publishing.

Nightingale, F. (1860). *What it is, and what it is not*. New York, NY: D. Appleton. Retrieved from http://digital.library.upenn.edu/women/nightingale/nurs ing/nursing.html

Wright, M., & Clark, D. (2012). Cicely Saunders and the development of hospice palliative care. In H. Coward & K. I. Stajduhar (Eds.), *Religious understandings of a good death in hospice palliative care* (pp. 11–28). Albany: State University of New York Press.

4

학제 간 팀의 일원으로서의 호스피스 간호사

The Hospice Nurse as a Member of the Interdisciplinary Team

호스피스 돌봄은 말기질환자와 그 가족의 돌봄에 전인적으로 접근하는 것이다. 생의 말기 상황에 직면한 환자들에게는 다양한 요구가 있으므로 돌봄의 개별적 · 통합적 계획을 개발하기 위해 함께 일하는 전문가 팀의 전문성을 필요로 한다. 이 장에서는 호스피스 팀 구성원의 역할을 검토하고 팀원으로서의 간호사의 역할을 논의한다.

학습목표

- 학제 간 팀의 구성원과 그들의 기능을 규명한다.
- 돌봄 계획을 개발하기 위하여 호스피스 팀이 협동하는 법을 설명한다.
- 학제 간 팀 내에서의 간호사의 역할을 논의한다.

누가 팀원인가?

그 무엇보다도 더 환자와 가족이 팀의 대표이다. 각 상황에서 환자는 어떤 돌봄 선택이 자신의 생의 말기 바램 선상에서 최선인지를 결정해야 한다. 이러한 배경 하에서 환자와 가족을 주도하는 호스피스 팀 전문가들은 각 환자에게 특수한 맞춤형의 돌봄 계획을 개발한다. 메디케어와 메디케이드 서비스센터(Centers for Medicare and Medicaid Services, 2015)에서는 호스피스 팀 구성원이 다루어야 할 서비스에 대해 다음과 같은 내용을 포함한 개요를 발표하였다.

- **간호 돌봄:** 이는 간호사(Regisered Nurse, RN)의 감독 하에서의 간호조무사(Licensed Prctical Nurse, LPN)나 간병사(Licensed Vocational Nurse, LVN)의 술기를 요하는 서비스이다. 그리고 이는 반드시 합리적이고 환자의 말기질환과 더불어 관련된 상태의 완화와 관리를 위해 필요한 것이어야 한다.
- **의료사회서비스:** 환자의 말기 상태와 관련된 사회적 · 정서적 요인 사정을 포함한다. 환자의 의학적 · 간호 요구, 가정 상황, 재정적 자원, 지역사회 자원의 사정; 상담 서비스; 효율적인 생의 말기 돌봄을 제공하는 데 있어서 장애물을 제거하려는 가족원이나 돌봄 제공자를 위한 서비스이다.
- **의사 서비스:** 학제 간 팀 내에서 호스피스 의료 책임자는 반드시 골학 의사(osteopathic doctor) 또는 의사여야 한다. 호스피스 의료 책임자는 환자의 말기상태를 입증해야 하며, 의학적 돌봄을 감독해야 한다. 호스피스 의료 책임자는 호스피스의 지속적인 적법성을 입증하기 위한 면대면 방문을 진행해야 한다. 의료 책임자는 호스피스 환자의 주치의로도 일할 수 있다. 주치의는 개인의 의학적 돌봄의 판단이나 전달에 있어서 가장 중요한 역할을 한다

(p.21). 경우에 따라서 전문 간호사가 주치의 역할을 대신 하기도 한다. 전문 간호사는 반드시 호스피스 팀에 소속되어야 하며, 환자는 의사 또는 전문 간호사 중 누구에게서 돌봄을 받을지 여부를 선택할 수 있어야 한다. 전문 간호사는 말기 상태나 예후를 결정할 권한이 없다.

- **카운슬링 서비스:** 이 서비스는 환자와 가족을 위한 정서적 · 심리사회적 · 영적 지지의 제공을 포함한다. 사별 카운셀링 역시 환자 사후 1년간 가족에게 제공된다.
- **호스피스 도우미와 가정환경 서비스:** 호스피스 도우미는 환자를 위한 안전하고 청결한 환경유지를 위해 필요한 집안일과 함께 개인 돌봄을 제공한다. 호스피스 도우미는 간호사가 배정하고 감독한다.
- **물리치료 및 작업요법과 언어치료:** 이 서비스는 개인이 일상생활 수행능력과 기본적 기능을 유지할 수 있도록 하거나, 증상 조절의 목적으로 제공된다.

핵심

호스피스 학제 간 팀은 환자의 생의학적 · 심리사회적 · 영적 돌봄을 다룬다 (Moore, Bastian & Apenteng, 2015).

팀에서의 간호사 역할

간호교육은 간호사들이 일차적으로 급성기 돌봄 상황에서 일하도록 준비한다. 그리고 많은 호스피스에서는 채용 전 적어도 1년의 급성기 환자 간호경력이 있는 간호사를 원한다. 호스피스 돌봄 시, 환자 집에서 혼자서 신속하게 독자적으로 결단을 내릴 수 있어야 하기 때문에 급성기 간호경험이 유익하다. 그러나 학제 간 구성원과 긴밀하게 일하는 것이 급성기 환경으로부터 전환된 일부 간호사의 적응 과정이 되기도 한다.

핵심

급성기 간호에서 호스피스 돌봄으로 전환하는 간호사는 급성기 상황에서 사용했던 기술도 사용하지만 완화 돌봄의 경험도 쌓아야 한다.

학제 간 팀에서 호스피스 간호사는 환자와 가족의 신체적 · 정서적 · 영적 요구를 평가하고 또한 돌봄 계획 치료과정이 제대로 수행되는지 확인하여야 한다. 호스피스 간호사는 대개의 경우 사례관리자 역할을 하며(Moore, et al., 2015), 다양한 돌봄을 조직적으로 잘 수행해야 한다. 사례관리자로서 호스피스 간호사는 다음과 같은 역할을 한다.

- 환자의 상태와 요구에 관한 보고서 제공
- 학제 간 돌봄의 코디네이션
- 환자를 포함하여 팀 구성원 간 의사소통을 원활하게 수행
- 양질의 돌봄은 호스피스 경험을 통하여 제공됨을 보장(Wittenberg-Lyles & Oliver, 2007)

질문: 호스피스 가정간호 인력에 관한 정보는 어디에서 얻을 수 있는가?

답변: 국립호스피스완화돌봄기구(National Hospice and Palliative Care Organization, 2013)에서 제공하는 무료안내 사이트는 www.nhhpco.org/s-content/uploads/files/NHPCOStaffing_Guidelines.pdf.이다.

간호사가 사례관리자로서의 역할을 하지 않는 경우 또는 사례관리자와 간호사의 두 가지 일을 함께 하는 경우, 호스피스 간호사의

역할은 다음과 같다.

- 환자의 신체적 · 영적 · 심리사회적 요구를 사정한다.
- 가족의 요구를 사정한다.
- 호스피스 돌봄을 제공한다.
- 치료를 수행한다.
- 환자와 가족을 교육한다.
- 간호 계획을 개발한다.
- 양질의 윤리적 간호를 제공한다.
- 완화요법의 효과를 평가한다.
- 간호활동과 다른 여러 중재를 평가한다.
- 환자와 가족, 학제 간 팀 구성원, 지역사회요원과 효과적이고 전문적인 의사소통을 한다.

학제 간 의사소통

환자의 돌봄은 학제 간 팀 미팅에서 수립된다. 학제 간 팀 미팅은 필요에 따라 열리기는 하지만, 최소 15일 간격으로 열리며 환자의 신체적 · 심리사회적 · 영적 요구를 충족시키는 돌봄 계획을 만들게 된다. 팀 미팅에서 각 팀 멤버는 환자의 상태에 관해 상호 토의하고 자신의 분야에서 필요한 요구 또한 토의하여야 한다. 이런 효과적인 의견교환은 환자 돌봄의 질을 높일 수 있을 뿐만 아니라 팀의 단합에 기초가 되고 있다(Doane, Stajduhar, Causton, Bidgood & Cox, 2012).

국립호스피스완화돌봄기구(NHPCO, 2010)는 학제 간 팀의 능력을 평가할 수 있는 모델을 개발하였다. 이 모델을 통해서 호스피스 팀은 팀 전체적으로나 각 개개인이 아주 초보자인지, 중간단계인지, 매우 우수한지를 평가할 수 있다(**표 4.1**).

핵심

양질의 학제 간 팀의 의사소통은 환자와 가족들의 건강성과를 향상시킨다 (Doane, et al., 2012).

국립호스피스완화돌봄기구 모델은 초보단계에서 숙련단계로 나아가려는 팀의 발전계획을 수립하는 데에도 사용할 수 있다. 팀의 원활한 기능은 효과적이고 효율적인 호스피스 돌봄의 기반이 된다.

학제 간 팀 내에서의 돌봄 코디네이팅

호스피스 돌봄은 전인적이고 가족중심으로 이루어지므로 학제 간 팀의 기능이 매우 중요하다. 팀 미팅에서 모든 구성원이 참여하기는 하지만 의사와 간호사 사이에 의료적인 문제가 주로 토의된다(Moore et al., 2015). 이때 환자 돌봄의 모든 면이 다루어질 수 있도록, 또한 모든 구성원의 의견이 제시될 수 있도록 간호사는 다음과 같은 역할을 한다.

- 돌봄 제공자의 참석과 참여를 격려한다.
- 열린 대화방식을 사용하여 역할 갈등과 학제 간 긴장감을 줄인다.
- 모든 사람이 같은 비중으로 참여해야 하며, 의사결정 시 모두 다 참여하도록 유도해야 한다.
- 부정적인 환자와의 경험을 숨기지 말고 서로 나누어야 한다. 이렇게 함으로써 팀원들이 부담을 경감시킬 수 있고 상호 신뢰를 구축할 수 있다(Moore et al., 2015).

표 4.1

학제 간 팀 역량

국립호스피스완화 돌봄 기구

1. 역량: 팀 기능

초보자	숙련가	전문가
■ 학제 간 팀을 정의한다.	■ 환자 또는 가족이 찾아낸 요구를 확인하고 접한다.	■ 신규 팀원에게 학제 간 팀 과정과 기능을 교육하고 모델이 된다.
■ 의료모델과 돌봄에 대한 호스피스 철학과의 차이를 설명한다.	■ 환자/가족 중심의 전인적 접근을 사용하여 환자/가족 요구를 사정한다.	■ 의료 실무진이나 기관들과 협동하여 돌봄의 초점 재구성을 주장한다.
■ 호스피스 돌봄에 학제 간 팀의 목적과 가치를 기술한다.	■ 환자와 가족, 동료팀원, 지역사회에 학제 간 팀의 목적과 가치를 분명히 표현한다.	■ 학제 간 돌봄을 위한 역할모델로서 일하며, 각 학제의 강점을 활용하여 전문기술을 발휘한다.
■ 학제 간 팀 미팅의 목적과 가치를 기술한다.	■ 학제 간 팀 미팅에 참여하고 돌봄 계획 과정에서 모든 학제들의 관점을 배려한다.	■ 환자와 가족 요구의 면밀한 조사를 수월하게 하고 모든 학제를 포함하며 환자와 가족이 찾는 요구를 말하는 돌봄 계획 과정에 관여한다.
■ 학제 간 팀 관련 규정과 이행을 확인한다.	■ 실제 상황이나 전후 상황에 맞추어서 시행한다.	■ 규정변화에 항상 발맞추고 규정변화를 동료에게 교육한다. 조직의 원칙과 이를 잘 수행할 수 있는 방법을 개발한다.
■ 생의 말기 돌봄 시 윤리적 실무를 기술한다.	■ 윤리적 문제와 문제해결 등을 토의한다.	■ 윤리적 실무를 능숙하게 수행하고 윤리적 문제에 대한 토의를 이끌어 나간다.
■ 팀 프로세스와 팀 개발의 요소를 확인한다. B. Tuckman (1965)의 모델(forming, storming, norming, performing)을 사용하거나 다른 그룹모델을 사용한다.	■ 그룹 프로세스의 타당성을 기술하며 자신의 학제 간 팀에 그룹 프로세스와 개발을 적용한다.	■ 학제 간 팀의 그룹 프로세스와 개발을 관찰하고 관찰한 소견을 다시 그룹에 반영시킨다.

표 4.1

학제 간 팀 역량 (계속)

초보자	숙련가	전문가
■ 팀 논의, 팀 미팅, 협동업무, 평가, 지지, 기념활동과 팀 활동을 기술한다.	■ 팀 논의, 팀 미팅, 협동업무, 지지, 기념활동과 팀 활동에 참여한다.	■ 팀 논의, 팀 미팅, 협동업무, 지지, 기념활동을 관찰하고 관찰내용을 다시 반영하여 모든 구성원의 참여가 이루어지도록 한다.
■ 학제 간 팀 평가를 위한 프로세스와 근거를 기술한다.	■ 학제 간 팀 평가를 위한 프로세스에 참여하고 팀의 협동심을 증진시킬 수 있는 전략을 수립한다.	■ 학제 간 팀 평가를 종합한다. 경향을 파악한다. 향상이 필요한지를 판단하여 진행시킨다. 개선을 촉진한다.
2. 역량: 환자와 가족과 함께 일하기		
■ 환자와 가족 돌봄을 위하여 각 영역의 역할과 기여하여야 할 점을 명확히 한다.	■ 환자와 가족에게 필요한 점을 파악하여 학제 간 돌봄을 향상시킨다.	■ 환자나 가족이 이미 밝혀진 목표를 달성하기 위해 복잡하고 다면적인 요구를 분류, 정리하도록 돕는다.
■ 환자와 가족이 연관된 목표를 발견하는 방법과 사정과정을 설명한다.	■ 환자와 가족 관련 문제를 사정하고 알아낸다.	■ 완전하고 계속적인 사정은 학제 간 팀의 역할이며, 이를 통해 환자와 가족의 문제를 찾아낸다.
■ 환자와 가족 중심의 돌봄 계획의 목표를 반영하는 목적을 설명한다. 또한 학제 간 팀의 업무를 설명한다.	■ 돌봄 계획을 개발에 참여하고 이를 사용하여 학제 간 팀워크와 업무에 지침으로 사용한다.	■ 팀이 돌봄 계획에 있어서 환자 가족이 인식한 목표에 초점을 두도록 돕는다. 환자나 가족 중심의 학제 간 팀이 돌봄 계획을 개정할 때 환자 가족 중심이 유지되도록 한다.
■ 가족 간 비밀에 관련된 기관의 프로토콜을 설명한다.	■ 기관의 프로토콜에 맞추어서 가족에게 적절한 비밀 유지를 수행한다.	■ 가족요구에 민감한 문제를 알리는 데 있어서 동료 팀 멤버에게 역할 모델을 한다.
■ 환자와 가족 중심의 케어, 옹호, 지지를 설명한다.	■ 환자와 가족 중심의 돌봄, 옹호, 지지를 수행한다.	■ 환자와 가족 중심의 돌봄, 옹호, 지지를 수행하는 모델이 된다.

표 4.1

학제 간 팀 역량 (계속)

초보자	숙련가	전문가
3. 역량: 팀원들과 함께 일하기		
▪ 팀 내에서 자신의 역할을 인식한다.	▪ 팀 내에서 자신의 장점과 단점을 인식한다.	▪ 직업적 장점과 개인적 장점을 인식하고 이용한다. 그리고 팀 멤버들의 다양한 장점에 대하여 가치를 부여한다.
▪ 건강과 불건강의 경계에 대해서 설명한다.	▪ 건강 경계선을 유지하고 향상시킨다.	▪ 팀 내에서 자신과 팀원간의 건강과 불건강의 경계에 대한 이슈가 있을 수 있음을 인식하고 팀이 경험을 통해 배울 것을 독려한다.
▪ 팀 멤버에게 상호이해와 지지를 제공하는 것이 중요하다고 설명한다.	▪ 팀 멤버 상호 간에 이해와 지지를 제공한다.	▪ 상호이해와 지지행위를 모델화 한다. 그리고 팀원의 슬픔과 상실에 대해 주의를 기울인다.
4. 역량: 의사소통		
▪ 팀 멤버에게 환자와 가족의 요구사항과 상황을 계속 알려준다.	▪ 협동적인 팀 프로세스를 통해서 환자와 가족의 요구사항을 맞추어준다. 그리고 요구사항을 케어 전달에 효과적으로 적용한다.	▪ 생각과 아이디어를 명확하게 한다. 환자와 가족의 요구사항에 대한 오해를 인식하고 없앤다.
▪ 환자와 가족과 일하면서 중립적인 태도가 중요함을 설명한다.	▪ 판단하지 않으면서 피드백을 찾고, 제공하고, 수용한다.	▪ 자신과 팀원 간의 판단을 직시하고 팀이 경험을 통해 배울 수 있도록 독려한다.
▪ 전문가적이고 효율적인 태도로 적정한 환자와 가족의 정보를 보고한다.	▪ 모든 팀원과 자원봉사자가 참여한 상태에서 전문가적이고 효율적인 태도로 적정한 환자와 가족의 정보를 요약한다.	▪ 팀원과 자원봉사자를 위하여 적절한 환자와 가족의 정보를 전문가적이고 효율적인 태도로 분석하여 알려준다.
▪ 환자와 가족 방문일정을 동료 팀원과 협조한다. 그리고 다른 팀원들에게 방문성과를 보고한다.	▪ 환자와 가족의 요구사항을 최대한 맞출 수 있도록 방문 일정을 동료와 상의한다.	▪ 돌봄 계획을 수행함에 있어 생산성, 효율성과 효과의 평가에 팀을 참여시킨다.

표 4.1

학제 간 팀 역량 (계속)

초보자	숙련가	전문가
■ 긴급하거나 또는 변화되는 요구사항을 인식하고 이를 팀과 소통한다.	■ 응급 또는 변화하는 요구사항이 있을 때 시의적절하고 효과적인 반응을 팀 멤버와 상의하여 결정한다.	■ 응급 또는 변화하는 요구에 대해 시의적절하고 효율적인 반응을 발전시켜 나가도록 팀을 이끈다.
5. 역량: 고기능 팀원의 질		
■ 시기적절하며 정확하고 순응하는 태도로 핵심 환자와 가족 정보를 기록한다. 그리고 돌봄 계획에 확인된 요구사항을 말한다.	■ 수행 시 돌봄과 팀원 간 협동을 반영하는 면에서 핵심 환자와 가족의 정보를 요약한다. 그리고 지속적으로 돌봄 계획을 개정한다.	■ 기록 과정과 그들 업무의 적합성에 관해 동료 팀원에게 지침을 제공한다. 그리고 효율적 문서화를 원활하게 하는 과정과 시스템 개발을 평가하고 안내하는 핵심 조직의 자원이 된다.
■ 팀 협동에 대해 시간엄수, 완수, 책임 있는 행동을 서술한다.	■ 시간엄수, 일을 끝까지 처리하며, 다른 팀원에게 책임 있는 태도를 보인다.	■ 적절한 시간관리에 대한 모델을 제시하고 전략을 공유하며 동료에게 조언한다.
■ 환자와 가족 그리고 동료 팀원들에 대하여 공손함, 존경심, 포괄성, 무비판(nonjudgement)의 중요성과 가치를 서술한다.	■ 환자와 가족과 동료 팀 멤버에게 공손하고 존경심, 포괄성, 판단하지 않음을 실천 한다.	■ 동료들과 포괄성에 대한 이해를 넓혀서 협동적으로 일한다. 새로운 전략과 접근법의 개발을 선도한다.
■ 전문영역에서 전문적 개발 기회와 학제 간 팀 개발에 참여한다.	■ 전문적 발전과 학제 간 팀 발전 활동에 대한 인식, 창조, 교육을 돕는다.	■ 전문적 발전과 학제 간 팀 발전 활동 평가를 선도하고 교육하며 협조한다.
■ 자신의 실무접근법을 확인하고 서술한다.	■ 다른 사람의 감독과 멘토링, 코칭 또는 유사 활동을 통하여 자신의 실무를 발전, 향상시킨다.	■ 스스로 자기업무나 접근법을 발전시키고 팀 동료에게 스스로 발전하는 모델을 제시한다.
■ 자신의 영역과 학제 간 실무에서 최상의 실무를 서술한다.	■ 자신의 영역과 학제 간 실무에서 최상의 실무를 적용한다.	■ 학제 간 팀을 더욱 발전시키기 위해 돌봄 전달 과정을 점검하고 새롭게 만든다.

표 4.1

학제 간 팀 역량 (계속)

초보자	숙련가	전문가
6. 역량: 협동적 문제 해결		
■ 비판적 사고를 서술한다.	■ 비판적 사고를 활용한다.	■ 팀 프로세스와 환자와 보호자 성과에 대한 비판적 사고의 효과를 사정한다.
■ 갈등으로 이끄는 상황을 서술하고 사람들이 이에 반응하는 방법을 알아낸다.	■ 팀 갈등의 가치나 역할을 밝혀내고 팀 기능을 향상시키는 기회로 여긴다.	■ 효과적인 갈등 해결 시 팀에게 모범이 되고 지도한다.
■ 팀 기능과 실무에서 문제점을 찾아낸다.	■ 팀 기능과 프로세스에 관한 문제해결에 참여한다.	■ 팀 기능과 프로세스의 문제점을 다룰 때 문제해결기술을 모델화한다.
■ 팀워크에 일반적인 위험을 확인한다.	■ 어려움에 양보 없이 팀워크를 수행한다.	■ 팀워크에 대한 위험성을 다룬다.

정의

- 분야 주의(disciplinism)
  - 자신의 영역이 다른 분야보다 더 가치가 있는 것이거나 또는 다른 분야의 기여를 감소시키는 것으로 생각하는 것
  - 다른 분야 또는 다른 팀에서 보는 관점을 무시하거나 협조하지 않는 것
  - 어떤 특정 분야의 사람이 주도하거나 통제하는 것
  - 다른 분야의 사람들로부터 오는 의견을 제한하는 것
  - 다른 분야의 사람들이 환자와 가족에 대한 정보를 전달하지 않는 것

- 론 레인저 주의(lone-ranger-ism)
  - 다른 분야의 사람들과 협조와 상의 없이 혼자서 일하는 것
  - 혼자 일하는 분위기를 만드는 행동이나 팀 멤버들이 상호 존중하고 동료 의식, 책무, 책임을 방해하는 행동
  - 팀의 일원으로서 참여하는 능력이 없음. 이러한 행동은 다른 사람과 성취감 공유에 대해 불편함을 느끼기 때문임
  - 나 혼자 할 수 있다는 신념과 행동

- 순교자 주의(martyr-ism)
  - 자신이 다른 누구보다도 잘 할 수 있기 때문에 자신의 희생에도 불구하고 많은 일을 해야 한다고 생각하거나 행동하는 것
  - 주의, 감독이 필요하거나 자기 자신의 전문분야 일을 제대로 수행하지 않는 행위
  - 자기 자신이 아주 중요하고 능숙한 사람이라는 과장된 행위를 보이는 것
  - 적절한 자원을 찾고 이용하지 못하는 것 또는 그러한 생각이 없는 것

■ 학제 간 팀 역량의 기능적 활용

국립호스피스완화돌봄기구의 역량 소위원회(전문교육위원회)는 학제 간 팀 역량을 위하여 다음 기능적 사용을 규명하였다.

- 직원 선발채용: 조직 내의 IDT 관련 포지션을 위하여 역량을 이용한 직무 특수기준을 개발한다. 지원자의 기술을 평가하기 위하여 인터뷰 질문을 계획한다.
- 오리엔테이션 프로그램: 오리엔테이션 프로그램 계획에 있어서 '초보자' 지표(indicators)를 활용하고 또한 신규 인력이 학제 간 팀 모델을 이해하는지 확인한다.
- 계속 교육: IDT 멤버에게 새로운 기술을 가르치는 세미나와 워크숍을 개발하는 연간 교육 계획을 개발하기 위하여 역량을 활용한다.
- 전문가 개발: 개인의 전문직 개발 계획을 위하여 또는 IDT 멤버를 위한 '경력 사다리'를 만들기 위해 초보자 · 숙련가 · 전문가 기준을 사용한다.
- 수행 평가: 연간 수행평가 과정에 적정한 IDT 역량 지표를 포함하며 개인의 특수 업무기술 수행 측정에 지표를 이용한다.

결론

학제 간 내에서 간호사는 돌봄 계획을 조정하고 양질의 생의 말기 돌봄을 조성하기 위하여 원활하고 효율적인 의사소통을 돕는다. 제대로 기능하는 학제 간 팀의 핵심 역량에는 효율적인 의사소통과 협동이 포함된다.

참고문헌

Centers for Medicare & Medicaid Services. (2008). Medicare & Medicaid programs: Hospice conditions of participation. Retrieved from https://www.gpo.gov/fdsys/pkg/FR-2008-06-05/pdf/08-1305.pdf

Centers for Medicare & Medicaid Services. (2015). Local Coverage Determination (LCD): Hospice—Determining terminal status (L33393). Retrieved from https://www.cms.gov/medicare-coverage-database/details/lcd-details.aspx?LCDId=33393&ver=2&kc=59c12399-6&bc=AAAAAAQAAAAAAA%3d%3d&#0

Doane, G. H., Stajduhar, K., Causton, E., Bidgood, D., & Cox, A. (2012). Endof-life care and interprofessional communication: Not simply a matter of "more." *Health & Interprofessional Practice, 1*(3), 1–14. doi:10.7772/2159-1253.1028

Moore, A. R., Bastian, R. G., & Apenteng, B. A. (2015). Communication within hospice interdisciplinary teams: A narrative review. *American Journal of Hospice & Palliative Medicine*. Advance online publication. doi:10.1177/1049909115613315

National Hospice and Palliative Care Organization. (2010). Interdisciplinary competency grid. Retrieved from http://www.nhpco.org/sites/default/files/public/education/Competency_level_grid_final.pdf

National Hospice and Palliative Care Organization. (2013). Staffing guidelines for hospice care teams. Retrieved from http://www.nhhpco.org/s-content/uploads/files/NHPCOStaffing_Guidelines.pdf

Rosser, M., & King, L. (2003). Transition experiences of qualified nurses moving into hospice nursing. *Journal of Advanced Nursing, 43*(2), 206–215. Retrieved from http://onlinelibrary.wiley.com/journal/10.1111/(ISSN) 1365-2648

Tuckman, B. W. (1965). Developmental sequence in small groups. *Psychological Bulletin, 63*(6), 384.

Wittenberg-Lyles, E. M., & Oliver, D. P. (2007). The power of interdisciplinary collaboration in hospice. *Progress in Palliative Care, 15*(1), 6–12.

II

호스피스 간호의 기본사항

The Nuts and Bolts of Hospice Nursing

5

돌봄 목표 설정

Establishing Goals of Care

호스피스 간호사는 치료시기의 돌봄으로부터 생의 말기 돌봄으로 이행되는 과정에서 말기 환자와 그 가족을 지원하는 전문가이다. 그들은 환자의 가족과 함께 환자가 원하는 것을 존중해주고, 환자의 상태가 좋아지거나 악화되는 경우 주기적으로 돌봄의 목표를 재설정하게 된다. 이 장에서는 환자와 가족들과의 힘들고 어려운 대화를 돕고, 돌봄의 목표를 설정할 때에 호스피스 간호사의 역할을 설명하고자 한다.

학습목표

- 환자 및 가족과 함께 돌봄의 목표를 설정한다.
- 말기 돌봄에 관한 힘들고 어려운 대화를 설명한다.
- 말기 환자의 소망에 관해 가족 간의 대화가 용이하도록 돕고 말기 돌봄에 관한 가족 갈등의 해결을 돕는다.

돌봄 목표의 설정과 재설정

호스피스에 의뢰되기 전에 많은 환자들은 이미 일정 기간 만성질환과 장애를 갖고 살아 왔다. 환자와 가족들은 권장되는 치료와 돌봄 목표에 관하여 일차 건강관리자와 의논해왔을 것이다. 호스피스에 의뢰된다는 것은, 건강관리자와 환자가 돌봄의 목표를 치료적 돌봄보다는 증상 관리에 중점을 둔다는 것을 의미한다.

환자들은 실제로 질병 말기 단계에 들어서면 이전에 밝혔던 자신의 마지막 소망을 바꾸는 경우가 많기 때문에, 호스피스 간호사는 환자의 질병과정에서 목표를 세우거나 다시 설정하는 것을 돕게 된다. 예를 들어, 이전 유언에 인공호흡기 부착을 포함시켰던 환자가 자신의 생의 말기에 그러한 의학적 개입을 더 이상 원하지 않는다고 결정할 수 있다. 초점을 맞춘 의사소통을 통해 환자의 목표가 호스피스 철학과 일치하는지 알 수 있다.

돌봄 목표를 설정하는 것은 환자의 상황에 대한 탁월한 의사소통 기술과 공감을 요구하는 학습된 기술이다. 돌봄 목표에 관한 대화는 환자에게 자신의 유언장이나 사전의료의향서가 있는지를 질문해 봄으로써 시작할 수도 있다. 환자와 가족들은 이 용어들 간의 차이점에 대해 때로는 불확실하게 알고 있기 때문에, 호스피스 간호사는 국립호스피스완화돌봄기구(National Hospice and Palliative Care Organization, 2008)가 제공하는 정의를 사용하여 명확히 할 수 있다(그림 5-1).

환자가 사전에 유언장을 작성했거나 변호사의 의료적 권한을 설정했다면, 이것은 환자 자신이 원하는 생의 말기 돌봄의 유형을 고려했다는 것을 나타내는 것이다. 중요한 것은, 유언장이란 대개 환자가 건강할 때 작성되며, 이것은 의료적 응급상황 발생 시에 어떤 유형의 돌봄을 원하는지에 대해 예상하여 제시한다는 점이다.

환자가 자신의 말기에 바라는 것을 기록하는 한 가지 방법은 '생명유지 치료를 위한 의사 처방(Physician Orders for Life-Sustaining Treatment, POLST)'을 이용하는 것인데, 자세한 내용은 다음과 같다.

- 건강관리제공자와 환자 사이에 진지한 대화를 통해 작성되는 돌봄 계획을 문서화한 것이다.
- 생명을 위협하는 질환이 있고, 생존 기간이 1년 미만인 환자들을 위한 것이다(Bomba, Kemp & Black, 2012).
- 재가 돌봄, 입원 돌봄 및 장기요양보호시설과 같은 모든 돌봄 상황에서 환자의 견해에 따른다.
- 의무기록에서 눈에 잘 보이도록 특별히 밝은 색상의 용지에 기재한다.

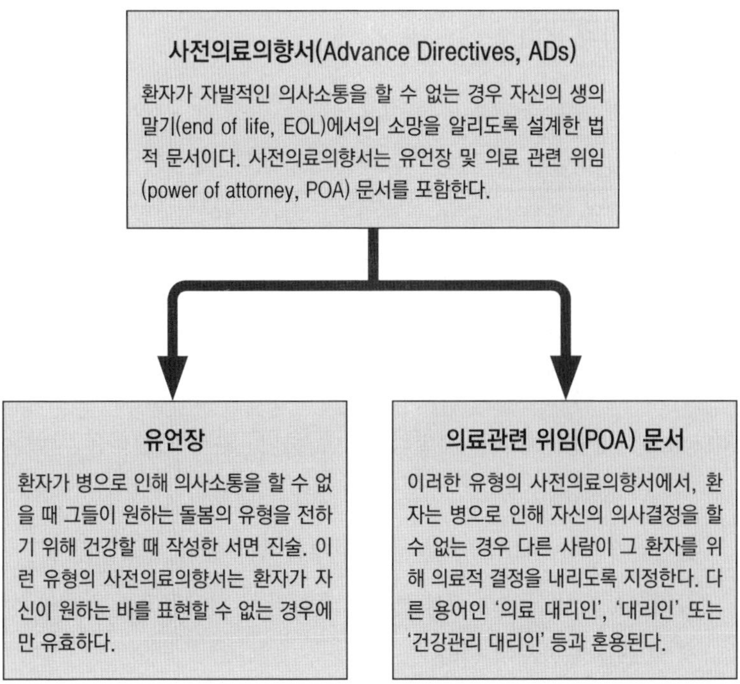

그림 5-1 사전의료의향서

질문: POLST에 대한 자세한 정보는 어디에서 찾을 수 있는가?

답변: National POLST 웹사이트 www.polst.org/about-the-national-polst-paradigm/what-is-polst를 참조한다.

가족 및 건강관리자와 함께 자신이 원하는 바에 대해 사전에 대화를 나누었던 환자들에게 목표를 재확인하는 것은, 환자와의 치료관계를 확고히 하고 돌봄 계획이 환자가 원하는 바와 일치하는지를 확인하는 데 도움이 된다. 생의 말기의 바람에 대해 가족이나 건강관리자와 사전논의가 없었던 환자들의 경우, 환자와 가족에게 나쁜 소식을 전하거나 재검토하는 내용을 포함한 대화는 더 도전적일 수 있다. 환자에 관한 어려운 대화를 시도하기 위해 몇 가지 모델이 제시되었다.

어려운 대화의 관리

말기 환자를 돌보는 호스피스 간호사들은 환자 및 가족들과 정기적으로 환자의 위중한 건강상태 소식을 공유한다. 환자가 말기 진단을 인지하고 생명 유지 치료를 거부하기로 선택했어도, 질병의 진행궤도는 환자가 예상하지 못한 상황으로 진전될 수 있다. 심각한 소식을 나누는 일 모델에는 다음의 6단계로 구성되는 SPIKES모델이 있다(Baile et al., 2000).

S(Setting: 세팅)–세팅은 개별적이어야 하며, 환자가 원하는 사람은 누구나 참여해야 한다. 전문가는 앉아서 대화를 천천히 진행하며 환자, 가족과 치료적인 관계를 형성하여야 한다. 또한 진행자는 참여하는 사람들에게 휴대전화와 호출기를 꺼달라고 요청하여 방해 요소를 제한해야 한다.

P(Perceptions: 인지)–전문가는 환자와 가족들이 환자의 의학적 상태

그리고 그들의 기대, 희망, 두려움에 대해 이미 알고 있는지를 확인해야 한다.

I(Invitation: 초대)－전문가는 환자와 가족이 무엇을 알고 싶어 하는지를 알아보고 더 많은 정보를 나눌 수 있도록 권유하는 방식으로 이끌어야 한다.

K(Knowledge sharing: 지식 공유)－전문가는 환자의 위중함에 대해 설명한 후에 환자와 가족과 함께 그 정보를 공유해야 한다. 이 때 전문적인 의학용어는 사용하지 않아야 하며, 대화 중에는 환자가 제대로 이해했는지를 수시로 점검해야 한다.

E(Emotions: 감정)－환자의 위중한 소식을 나눈 후에 전문가는 환자와 가족의 감정 상태를 평가하고, 그들의 슬픔, 충격, 분노와 같은 감정을 파악해야 한다. 그 다음에 전문가는 감정을 상황에 맞게 연결시키도록 노력해야 한다. 환자와 가족에게 공감을 표현하고 원하지 않는 소식을 접하는 것이 얼마나 어려운 것인가를 인정하는 방식으로 표현해야 한다.

S(Strategy and Summary: 전략과 요약)－전문가는 환자와 가족들이 이들을 고려할 준비가 되었을 때만 개입할 것인가에 대한 논의를 지속적으로 해야 한다. 환자와 가족은 무엇을 해야 하는지에 대한 확신이 부족하기 때문에 전문가에게 지침을 요구할 수 있다. 여기서 전문가가 방향을 지시할 수 있는데, 이때 그들의 목표가 존중되도록 환자 및 가족과 항상 공유된 의사결정을 수행해야 한다.

핵심

환자의 생의 말기 바람에 대한 가족 간의 의논을 도와 줄 우수한 자원은 The Conversation Project에서 구할 수 있다. 이 프로젝트에 대한 더 많은 정보와 가족 선발 키트는 www.theconversationproject.org에서 찾을 수 있다.

이전에 자신의 생의 말기 소원을 생각하지 않았던 환자가 건강 악화 소식을 접한 경우, 호스피스 간호사는 생의 말기 돌봄에 관해 환자와 가족 구성원 사이의 대화를 촉진할 수 있도록 호스피스 사회복지사와 함께 협력해야 한다. 이러한 대화에서는 다음 사항에 초점을 두어야 한다.

- 환자가 질환의 말기에 직면했을 때 가치를 두는 것은 무엇인가?
- 돌봄에 관한 결정은 어떻게 내려야 하는가?
- 환자는 어디서, 어떻게 자신의 마지막 날을 보내고 싶어 하는가?

가족 대화 촉진

환자들이 호스피스 돌봄을 선택한다는 것은 적극적인 치료를 포기하고 환자의 안위에 초점을 두는 방향으로 돌봄을 결정한다는 것이다. 호스피스 간호사는 환자의 요구를 충족시키기 위한 돌봄 계획을 세우는 전문가들이다. 하지만 가끔 가족들은 환자의 바람에 동의하지 않거나, 최선의 행동 방침에 대해 가족 간에 갈등이 있을 수 있다. 이러한 상황에서 호스피스 간호사는 상호 공통 목표를 설정하고, 필요한 경우 갈등을 해결하기 위해 학제 간 팀원들과 협력한다.

가족과 함께 대화할 때, 호스피스 간호사는 다음과 같이 수행해야 한다.

- 가족 중심의 접근법을 취하고, 환자 돌봄에 관한 가족의 전문성을 인정한다.
- 가족과 협력하여 행동한다. 환자와 가족은 돌봄 단위로 간주되기 때문에 구성원들 사이에는 위계가 존재할 수 없다.
- 가족 간의 의사소통 패턴, 가족 구조, 갈등에 대해 주의 깊게 관찰한다.

핵심

환자-가족 중심 돌봄은 건강관리자, 환자 및 가족 간의 상호 이익을 위한 파트너관계를 토대로 돌봄 계획과 제공 및 평가가 이루어지는 접근 방식이다 (IPFCC, 2010, para. 1).

환자의 위중한 질병과 죽음은 가족의 안녕과 기존 일상에 심각한 압박을 주기 때문에, 사랑하는 사람이 죽어 가는 동안 가족 내에서 갈등이 발생할 수 있다. 이러한 위기에 직면했을 때, 호스피스 팀의 도움으로 가족의 적응이 용이해질 수 있다. 이 때 가장 먼저 할 일은 갈등의 요인들을 규명하는 것이다. New South Wales 보건부에 따르면, 다음을 포함한 여러 요인들이 생의 말기에 갈등의 원인이 될 수 있다(NSW, 2010).

- 환자와 건강관리자 사이의 갈등
- 건강관리 팀 간의 갈등
- 죽음과 상실에 대한 정서적 반응
- 좋지 않은 예후를 전달하고 사망을 예측하는 데서의 어려움
- 너무 이른 부적절한 돌봄 계획
- 가족회의 개최를 위한 부적절한 공간, 생의 말기에 대한 기록 간의 차이, 가족 구성원과의 지리적 거리와 같은 외부요인의 영향
- 확대가족, 통역사의 활용, 문화적 또는 종교적 신념에 따른 적극적이며 지속적인 돌봄에 대한 요구, 성 역할, 언어적 · 비언어적 의사소통의 오해와 같은 문화 간의 이슈
- 무의미한 돌봄에 관한 대화에 참여와 관련된 법적 영향력을 염려하는 위험요소 관리

핵심

Prouty, Fischer, Purdom, Cobos와 Helmeke의 연구(2016)에 따르면, 영적인 대처는 가족 간의 의사소통을 높이고 가족의 기능을 향상시킨다고 한다.

가족의 스트레스와 복원력

각 가정들은 응집력이 강하거나 부족한 이력에 근거하여, 위기를 극복하는 능력에 차이를 보여준다. 사랑하는 사람의 상실과 같은 스트레스 요인에 직면했을 때, 가족들은 능력의 한계는 있으나 상실에 적응하기 위한 과정에 적극적으로 참여한다(Patterson, 2002). Patterson(2002)은 가족의 스트레스와 복원력에 관해 잘 확립된 몇 가지 이론을 근거로, 다음과 같이 언급하였다.

- 공동체와 문화는 스트레스에 대처하는 가족의 능력에 기여한다.
- 스트레스 요인에 적응하는 과정은 가족의 신념과 가치의 재구조화를 필요로 한다.
- 많은 가족들이 안정적인 형태로 대처를 하지만, 일부 가족들은 적응할 능력이 부족하다.
- 스트레스 요인에 적응할 능력이 없는 가족들에게는 가족위기가 발생할 수 있다.
- 위기에 직면했을 때, 어떤 가족은 복원력을 발휘하여 성공적으로 문제를 관리할 수 있지만, 일부 가족은 그 과정에서 더 나쁜 결과로 이어질 수 있다.

호스피스 간호사들은 한 명의 가족원에게 영향을 주는 것이 가족체계 전반에 영향을 미칠 수 있다는 것을 확실히 인식해야 한다. 호스피스 간호사는 가족의 위기에 대한 위험요소를 평가하기 위해서 호스피스 사회복지사와 호스피스 종교인과 긴밀하게 협조한다. 가족회의는 갈등과 위기를 겪는 가족들을 호스피스 팀이 지원하는데 효과적인 방법이 될 수 있다.

가족회의

가족회의의 목적은 가족과 건강관리팀과의 협조 및 의사소통을 원활하게 하는 것이다. 가족회의 중에 호스피스 간호사는 호스피스 팀의 또 다른 구성원들과 함께 다음과 같은 활동을 한다.

- 환자의 현재 상태에 대한 가족의 이해를 지원한다.
- 환자의 예후에 대한 가족의 불확실성을 완화시키는 데 도움을 준다.
- 의학용어와 전문용어를 이해하는데 도움을 준다.
- 가족구성원을 지지하고 안심시킨다.
- 가족 갈등의 중재를 돕는다.

(Wittenberg-Lyles et al., 2013)

결론

본 장에서는 환자가 생의 말기에 원하는 바를 확고히 하고 재확인하는 데 있어 호스피스 간호사의 역할에 대해 논의하였다. 또한 환자의 상태 변화에 대한 의사소통에 있어 간호사의 역할을 검토하였다. 이 장은 가족의 갈등이 있는 동안 호스피스 팀의 다른 구성원들과 함께 규명하고 중재하는 방안에 대한 논의를 하였다. 이러한 정보는 호스피스 간호사들이 환자 및 가족들과 돌봄 목표를 설정하고, 환자의 돌봄 계획에 관한 동의를 확고히 하는 데 근거를 제공해줄 것이다.

참고문헌

Baile, W. F., Buckman, R., Lenzl, R., Global, G., Beale, E. A., & Kudelka, A. P. (2000). SPIKES: A six-step protocol for delivering bad news: Application to the patient with cancer. *The Oncologist, 5*(4), 302–311. doi:10.1634/theon cologist.5-4-302

Bomba, P., Kemp, M., & Black, J. S. (2012). POLST: An improvement over traditional advance directives. *Cleveland Clinic Journal of Medicine, 79*(7), 457–464. doi:10.3949/ccjm.79a.11098

Institute for Patient- and Family-Centered Care. (2010). What is patient-and family-centered health care? Retrieved from http://www.ipfcc.org/about/pfcc.html

National Hospice and Palliative Care Organization. (2008). Understanding advance directives. Retrieved from http://www.caringinfo.org/files/public/brochures/Understanding_Advance_Directives.pdf

NSW Department of Health. (2010). Conflict resolution in end-of-life settings (CRELS). Retrieved from http://www.health.nsw.gov.au/patients/acp/Publications/con flict-resolution.pdf

Patterson, J. M. (2002). Integrating family resilience and family stress theory. *Journal of Marriage and Family, 64*(2), 349–360. Retrieved from http://onlinelibrary.wiley.com/journal/10.1111/(ISSN)1741-3737

Prouty, A. M., Fischer, J., Purdom, A., Cobos, E., & Helmeke, K. B. (2016). Spiritual coping: A gateway to enhancing family communication during cancer treatment. Journal of Religion and Health, 55(1), 269–287. doi:10.1007/s10943-015-0108-4

Wittenberg-Lyles, E., Goldsmith, J., Ferrell, B., & Ragan, S. (2013). *Communication in palliative nursing*. New York, NY: Oxford University Press.

6

호스피스 적격성 수립

Establishing Hospice Eligibility

환자가 입원했을 경우나 지속적인 간호과정에서, 호스피스 간호사는 환자의 상태를 사정하면서 환자가 지속적으로 호스피스 간호를 위한 확립 된 기준을 충족하는지에 대해 문서를 작성해야 하는 책임이 있다. 이 장에서는 여러 가지 안내 지침과 예후를 파악할 수 있는 도구에 대해 논하고자 한다.

학습목표

- 호스피스 적격성 지침을 규명한다.
- 말기 간호에서 요구되는 도움을 제공하기 위해 사용되는 도구에 대해 논의한다.
- 호스피스 서비스를 위한 적격성을 결정한다.

질문: 내 환자가 메디케어 보험의 혜택을 받을 수 없다면 어떻게 할 것인가?

답변: 호스피스 사회복지사는 민간 보험이 있거나 혹은 아무런 보험 혜택이 없는 환자와 긴밀히 협력하여 환자와 그 가족이 필요한 자원을 연결시킬 수 있는 방법을 수립하게 한다.

지침 및 사정도구

일반적으로 환자는 호스피스 서비스를 커버하기 위해 호스피스 메디케어 혜택을 이용한다. 메디케어 및 메디케이드 서비스센터(Centers for Medicare & Medicaid Services, CMS)에 따르면, 이 혜택을 받으려면 환자가 메디케어 파트 A와 다음을 충족해야만 한다.

- 치유를 위한 치료 대신 호스피스 치료를 수용한다.
- 호스피스 돌봄을 선택하고, 말기 상태의 치유 치료를 위한 메디케어 혜택을 철회하는 성명서에 서명한다.
- 1차 진료 의사와 호스피스 의료 책임자 모두로부터 말기 환자라는 (6개월 또는 그 이하의 기대 수명) 증명서를 받는다.

질문: 내 환자는 어디서 호스피스 메디케어 혜택에 대한 신뢰할 수 있는 정보를 찾을 수 있는가?

답변: 환자와 그 가족은 www.medicare.gov 웹에 접속하여 검색 창에서 'hospice'로 검색할 수 있다.

기타 기준은 또한 말기라는 점과 적격성 요건을 지원하기 위해 사용되며 환자의 기록은 문서로 기록된다. 예를 들어, 지역적용범위(Local Coverage Determination, LCD)은 호스피스 돌봄의 적격성을 결정하기 위해 중앙정부서비스(National Government Servies)에서 활용된다(Jones, Harrington & Mueller, 2013). 이러한 지침은 다음의 구체적인 기준을 따른다(CMS, 2015a).

- 임상적 컨디션의 감소
- 비 질병 특정 기준 지침
- 질병 특정 지침

호스피스 서비스 적격성을 위한 메디케어 지역적용범위의 요약은 **표 6.1**과 같다.

지역적용범위 지침은 최종(말기)임을 결정하는 데 사용되는 몇 가지 다른 도구를 참조한다. 이러한 도구 중 일부는 다음과 같다.

표 6.1

호스피스 적격성을 위한 메디케어의 지역적용범위

재인증 관련 핵심사항	▪ 필요에 따라 쇠퇴가 있음이 문서화되지만 15일 미만은 아님 ▪ 재인증은 문서화된 쇠퇴 및 환자 불안정의 증거에 기반함. 환자의 상태가 부분적으로 지역적용범위 기준을 충족하거나 충족시키지 않으면 의사의 사정, 진단 변경 및 퇴원을 고려함
질병 궤적의 유형	▪ 빠른 쇠퇴: 짧은 기간 동안의 점진적 쇠퇴(예: 암) ▪ 톱니 같은 쇠퇴: 이전 기준선으로 되돌아가지 않는 악화 에피소드(예: 만성폐쇄성폐질환) ▪ 천천히 진행되는 쇠퇴: 장기간의 감퇴(예: 치매, 허약)
숙고할 주요 질문	**통증과 증상관리** ▪ 우리가 관리하는 증상은 무엇인가? 그것을 통제하기 위해 무엇이 필요한가? ▪ 그러한 증상들이 얼마나 자주 더 악화되거나 혹은 환자가 위기에 놓이게 되는가? **질병진행/삶의 질 변화** ▪ 우리가 보거나 읽거나 관찰하는 쇠퇴의 증거(예: 음식섭취, 체중, 신체사정, 팔둘레, 정신상태, 약물의 변화/산소)는 무엇인가? ▪ 환자/가족이 쇠퇴[예: 스테미너, 일상생활활동(ADL), 수면/휴식, 사회활동, 신체적 활동, 증상, 통증, 심리 · 영적 문제]에 대해 우리에게 이야기하는 것은 무엇인가?

표 6.1

호스피스 적격성을 위한 메디케어의 지역적용범위 (계속)

	지역적용범위 기준 ■ 환자는 아직 지역적용범위 지침 기준에 맞는가? ■ 질병의 궤적(쇠퇴의 기세와 패턴)은 아직 말기 상태를 반영하고 있는가? **불안정성** ■ 환자는 비교적 안정적인가? 만일 호스피스 서비스를 중단한다면 무슨 일이 벌어질 것인가? ■ 개선이 지속될 것인가? 돌봄 과정과 돌봄자의 도전은 무엇인가?

임상상태 지침 (LCD-특정 질병 지침이 없을 때 사용)	■ 상호 작용 가능한 심각한 감염: 폐렴, 신우신염, 패혈증, 재발성 열
	■ 진행성 영양실조(탈진, 무기력)의 근거:
	  ■ 지난 6개월 내 몸무게가 >10% 감소했거나 체질량지수(BMI)가 G22kg/m^2 (우울증이나 이뇨제로 인한 것이 아님)
	  ■ 팔 중간둘레[mid-arm circumference: 견봉돌기(어깨)에서 주두돌기(팔꿈치) 중간] 혹은 복부둘레의 감소
	  ■ 체중이 기록되어 있지 않다면 피부탄력성의 감소, 잘 맞지 않는 헐렁한 옷, 피부주름의 증가
	  ■ 임상검사: 알부민 G2.5, 콜레스테롤
	  ■ 흡인으로 간주되는 연하곤란(예: 식사 도중 질식이나 구토력) 혹은 컵으로 측정한 섭취한 음식의 감소
	■ 증상(아주 다루기 힘든/좋지 않은 반응): 호흡수 증가를 동반한 호흡곤란, 기침, 오심/구토, 설사, 마약성 진통제 용량 증가가 요구되는 통증
	■ 징후: 수축기 혈압>90mmHg 혹은 체위성 저혈압의 증가, 복수 · 부종 · 정맥 · 동맥 · 림프패색, 허약감, 의식의 저하
	■ 임상검사: ↑Pco_2 혹은 ↓PO_2/Sao_2, ↑칼슘, 크레아티닌 혹은 간기능, ↑↓↑혈청 Na^+ 혹은 K^+
	■ 질환의 진행에 의해 ↓PPS
	■ ↓FAST: 7a 96 단어, 7b~1 단어, 할 수 없음, 걷기-7c, 앉았다 일어나기-7d, 미소짓기-7e, 머리 똑바로 들고 있기-7f
	■ ↓ADL: 이상, 목욕하기, 화장실 가기, 옷입기, 음식 만들기, 이동
	■ 최적의 돌봄에도 불구하고 3~4단계로 욕창 진행
	■ ↑응급실 방문, 입원, 호스피스 이용 전에 1차 진단과 관련된 의사 방문

특정 질병지침과 함께 사용하는 기준	■ 문서화된 질병의 임상적 진행: 중복적인 응급실 방문, 입원, 가정방문 ■ PPS<70%(뇌졸중을 위한 PPS 혹은 HIV<50%) ■ ADL 2+인 부분/완전 의존; 이상, 목욕하기, 화장실 가기, 옷입기, 음식 만들기, 이동하기 ■ 심각한 동반질병[예: 울혈성 심부전, 만성폐쇄성폐질환, 당뇨, 허혈성 심질환, 신장질환, 간질환, HIV, 치매, 신경학적(뇌졸중, 루게릭병, 파킨슨병), 자가면역(낭창, 류마티스성 관절염)]

- **Functional Assessment Staging Test(FAST) Scale**: 이 도구는 치매 환자를 위한 평가 도구로 개발되었다(Reisberg, 1987). 건강관리 전문가는 FAST 척도를 사용하여 척도에 포함 된 7단계에 따라 환자의 기능 상태를 문서화한다. 1점은 장애가 없음을 나타낸다. 2점에서 5점은 경도에서 중간 정도의 장애를 나타낸다. 6점에서 7점은 중등도에서 중증의 장애를 나타낸다(Reisberg et al., 1996). FAST 척도 6~7점은 사망률의 증가와도 관련된다(Sampson, Leurent, Blanchard, Jones & King, 2013). 7단계에 있는 치매환자는 호스피스 서비스를 반드시 받아야 하는 자격에 해당한다.
- **Karnofsky Scale**: 이 도구는 암 치료하는 과정에서 환자의 상태를 측정하기 위한 방법으로 1940년대에 처음 개발되었다(Karnofsky & Burchenal, 1949; Timmerman, 2012). 도구는 광범위하게 조사되었고, 실무현장에서 신뢰도와 타당도가 확보되었다. 이 도구는 또한 예후 목적으로도 유용하다(Abernethy, Shelby-James, Fazekas, Woods & Currow, 2005); 낮은 점수는 불량한 예후와 관련이 있다. 그러나 이 도구에서 30점 이하인 환자는 입원이 요구된다(부록 Karnofsky Scale 참고). 대부분의 호스피스 완화의료진은 입원의 필요성을 결정하기 위해 이 도구를 사용하지는 않지만, 건강상태의 쇠퇴를 사정하고 기록하기 위해 사용한다. 또 다른 도구인 Palliative Performance Scale(PPS)은 Karonofsky Performance Scale의 수정본으로 호스피스 완화의료 현장에서 폭넓게 사용되고 있다.
- **Palliative Performance Scale(PPS)**: 이 도구는 Karnofsky Performance Scale에 기초한 것으로 주어진 시간에 당시 임상적인 환자의 상태를 결정하는 데 사용하기 위한 것이다. 임상의는 예후를 확립하는 데 도움이 되는 표준화 된 도구를 사용하여 시간 경과

에 따른 환자 상태의 재평가를 통해 환자 상태의 변화를 모니터링 할 수 있다. 점수가 100%(질병의 증거 없음)에서 0%(사망)로 감소함에 따라 환자의 사망 위험이 증가한다(Anderson, Downing, Hill, Casorso & Lerch, 1996). PPS는 수정되었고(Victoria Hospice Society, 2001), 2판은 예측을 위한 유용한 임상적 도구이다(Chan, Wu & Chan, 2013). 비전형적인 불치의 질병에서 PPS 점수가 70% 이하인 경우 호스피스 입원을 지원하게 된다. 뇌졸중 환자나 HIV 환자는 50% 이하인 경우 호스피스 입원이 가능하다(Jones et al., 2013).

- **Eastern Cooperative Oncology Group(ECOG) Performance Scale:** 이 척도는 0점(제한 없음)에서 5점(사망)까지 환자의 질병의 진행을 결정하기 위해 사용된다. ECOG 점수는 호스피스 입원에 특별히 필요하지는 않지만, 2점 이상인 경우 6개월 이하의 예후를 예측할 수 있다(Wright & Kinzbrunner, 2011).

핵심

말기 상태와 관련이 없는 질환을 위한 메디케어 서비스는 호스피스 이용 환자가 보장받을 수 있다. 또한 호스피스 서비스에 동의하지만 말기 질환에 대한 치유적 치료를 선택하는 환자는 호스피스 혜택을 취소할 수 있다(CMS, 2015a).

결론

이 장에서는 호스피스 서비스의 적격한 기준을 검토하였다. 특별히, 메디케어 호스피스 혜택(Medicare Hospice Benefit)의 사정 기준을 맞추기 위한 요구에 대해 논의하였다. 또한 말기임을 확인하기 위한 많은 도구를 개별적으로 검토하였다. 호스피스 간호사는 이러한 도구를 사용하여 환자가 입원 시 및 계속해서 호스피스 서비스에 대한 메디케어의 지역적용범위 지침을 충족시키고 있음을 문서로 남길 수 있다.

참고문헌

Abernethy, A. P., Shelby-James, T., Fazekas, B. S., Woods, D., & Currow, D. C. (2005). Th e Australia-modified Karnofsky Performance Status (AKPS) scale: A revised scale for contemporary palliative care clinical practice. *BMC Palliative Care, 4*(7). doi: 10.1186/1472-684X-4-7

Anderson, F., Downing, M., Hill, J., Casorso, L., & Lerch, N. (1996). Palliative Performance Scale (PPS): A new tool. *Journal of Palliative Care, 12*(1), 5–11.

Centers for Medicare & Medicaid Services. (2015a). Medicare benefit policy manual. Retrieved from https://www.cms.gov/Regulations-and-Guidance/Guidance/Manuals/downloads/bp102c09.pdf

Centers for Medicare & Medicaid Services. (2015b). Local Coverage Determination (LCD): Hospice—Determining terminal status (L33393). Retrieved from https://www.cms.gov/medicare-coverage-database/details/lcd-details.aspx?LCDId=33393&ver=2&kc=59c12399-6&bc=AAAAAAQAAAAAAA%3d%3d&#0

Chan, E. Y., Wu, H. Y., & Chan, Y. H. (2013). Revisiting the Palliative Performance Scale: Change in scores during disease trajectory predicts survival. *Palliative Medicine, 27*(4), 367–374. doi:10.1177/0269216312451613

Jones, M., Harrington, T., & Mueller, G. (2013). Hospice admission eligibility: A staff education project. *Journal of Hospice & Palliative Nursing, 15*(2), 114–122. doi:10.1097/NJH.0b013e31826d743c

Karnofsky, D. A., & Burchenal, J. H. (1949). The clinical evaluation of chemothera-peutic agents in cancer. In C. M. MacLeod (Ed.), Evaluation of chemotherapeutic agents. New York, NY: Columbia University Press.

Reisberg, B. (1987). Functional assessment staging (FAST). *Psychopharmacology Bulletin, 24*(4), 653–659. Retrieved from https://www.researchgate.net/journal/0048-5764_Psychopharmacology_bulletin

Reisberg, B., Ferris, S. H., Franssen, E. H., Shulman, E., Monteiro, I., Sclan, S. G., . . . & Laska, E. (1996). Mortality and temporal course of probable Alzheimer's disease: A 5-year prospective study. *International Psychogeriatrics, 8*(2), 291–311. Retrieved from http://journals.cambridge.org/action/displayJournal?jid=IPG

Sampson, E. L., Leurent, B., Blanchard, M. R., Jones, L., & King, M. (2013). Survival of people with dementia after unplanned acute hospital admission: A prospective cohort study. *International Journal of Geriatric Psychiatry, 28*(10), 1015–1022. doi:10.1002/gps.3919

Timmerman, C. (2012). "Just give me the best quality of life questionnaire": The Karnofsky Scale and the history of quality of life measurements in cancer trials. *Chronic Illness, 9*(3), 179–190. doi:10.1177/1742395312466903

Victoria Hospice Society. (2001). Palliative Performance Scale (PPSv2). Retrieved from http://www.npcrc.org/files/news/palliative_performance_scale_PPSv2.pdf

Wright, J., & Kinzbrunner, B. M. (2011). Predicting prognosis: How to decide when end-of-life care is needed. In B. M. Kinzbrunner & J. S. Policzer (Eds.), *End-of-life care: A practical guide* (pp. 3–36). New York, NY: McGraw-Hill.

7

호스피스 기본사항: 입원 및 지속적인 치료

Hospice Basics: Admission and Ongoing Care

확립된 기준을 토대로 호스피스 간호사는 환자가 호스피스 서비스를 받을 수 있는지에 대한 자격 여부를 사정하여 환자와 가족이 간호목표를 수립하도록 돕는다. 호스피스 돌봄이 적절하다고 판단되면 환자는 호스피스 서비스에 가입하고 학제 간 팀과 환자 및 가족의 협력을 통해 적절한 수준의 진료를 결정한다. 간호사의 호스피스 돌봄 수준에 대한 사정과 지식은 이 과정에서 필수적이다.

학습목표

- 호스피스 입원을 관리한다.
- 환자와 가족에게 호스피스 서비스를 알린다.
- 호스피스 돌봄의 지속적인 적합성을 사정한다

호스피스 입원

환자가 호스피스 서비스를 받을 적합성이 있다고 판단되면 입원이 가능하다. 입원 시 간호사는 다음 사항을 검토해야 한다.

- 환자와 가족의 목표
- 호스피스 돌봄의 목표
- 호스피스에서 제공되는 서비스
- 입원 환자 서비스의 가용성
- 비용 또는 공동 부담금(사회복지사가 아직 검토하지 않은 경우)
- 퇴원 및 폐지 절차

핵심

호스피스 입원은 환자와 가족을 위한 중추적인 경험이며, 향후 호스피스 관리 경험을 위한 분위기를 조성한다(Moon, 2016).

국립호스피스완화돌봄기구(NHPCO, 2009)는 호스피스 입원 돌봄맵(**그림 7.1**)을 고안하여 호스피스 입원의 단계를 다음과 같이 설명하고 있다.

- 호스피스 의뢰
- 자격요건 확인
- 주치의와 호스피스 의료 책임자가 참여하여 말기 질환임을 확인
- 환자에 의한 호스피스 돌봄 선택
- 호스피스 입원
    - 초기의 종합적 사정
    - 학제 간 의료계획 및 서비스 조정

호스피스 돌봄을 가족에게 알리기

환자가 호스피스 돌봄에 입원할 때, 가족은 제공될 서비스의 유형을 알 수 있어야 한다. 가족은 호스피스 진료가 다음 사항을 포함하고 있음을 인지해야 한다.

- 내구성이 강한 의료 장비
- 말기 질환과 관련된 투약
- 호스피스 간호사의 규칙적인 방문
- 호스피스 직원의 24시간 가용성
- 학제 간 팀으로부터의 돌봄

핵심

가족 돌봄제공자는 매월 5일까지 입원시설에서 위탁 간호가 가능하다는 사실을 알고 있어야 한다(Center for Medicare & Medicaid Service, 2015).

호스피스 돌봄이 다음을 포함하지 않는다는 사실을 가족들도 알고 있어야 한다.

- 말기질환의 치료적 처치
- 응급 서비스
- 함께 거주하는 돌봄자(live-in caretakers)
- 장기 입원 서비스
- 지속적인 개별 상담

지속적인 적합성의 수립

환자가 호스피스 돌봄으로 입원하게 될 때, 말기 질환 증명서는 6개

National Hospice and Palliative Care Organization

환자가 호스피스 서비스에 의뢰됨

(§ 418.20 자격 요건; Subpart B)
- 호스피스는 환자/가족과 만나 호스피스 서비스에 관해 의논할 수 있다.
- 회의 목적: 환자/가족과 호스피스 간호를 토론하고 호스피스 서비스의 자격을 수립한다.
- **이것은 '초기 평가' 방문이 아니다.**

각 호스피스는 호스피스(hospice) 돌봄에 환자가 '입원'한 것과는 다른 정의가 있을 수 있다. 이 지도는 메디케어 호스피스 규정의 언어를 사용하며, 입학 절차의 한 예일 뿐이다.

(§418.22 Certification of terminal illness; Subpart B)
- 참석 의사는 말기 질환 증서에 서명한다.
- 호스피스(hospice) 의학 디렉터는 말기 질환 증서에 서명한다.
- **Related: § 418.102 – 메디컬 디렉터**

이 단계는 동시에 일어날 수 있다

(§418.24 호스피스 돌봄의 선택; Subpart B)

환자는 호스피스 돌봄 선거 양식(NOE)에 서명하여 호스피스 돌봄을 선택한다.

발효 일은 서명일보다 늦을 수 있다.

이것은 첫 번째 허용 청구일이다.

참고: 환자 또는 대리인에 의한 호스피스 혜택의 구두 선거는 CMS당 허용되지 않는다.

(§ 418.25 호스피스돌봄 입원; Subpart B)
- 호스피스는 담당 의사(있는 경우)와 상의하여 의료 감독의 권고에 따라 환자를 인정한다.
- 호스피스 의료 책임자는 최소한 다음 정보를 고려해야 한다.
  - 환자의 말단 상태 진단
  - 기타 말기 상태와 관련이 있거나 관계가 없는 건강 상태
  - 모든 진단을 뒷받침하는 임상 관련 정보

(§ 418.52 환자의 권리; Subpart C)

호스피스는 환자/가족이 이해하는 언어와 방식으로 권리 고지를 포함하여 모든 입원 서류를 검토한다. 환자/대리인은 환자 권리 통지가 접수되었음을 나타내는 양식에 서명한다.

추가적 환자/대리자 서명 문서는 다음을 포함할 수 있다.
- 진료에 대한 동의
- 재정 계약
- 메디케어 보조 지불자 양식

호스피스 선거 통보의 발효 일은 청구 시작 일이다.
'호스피스 돌봄 선택'은 선택 진술의 효력 발생 일이다.
환자는 호스피스 선택 진술서에 나중에 (유효하지 않은) 발효 일을 기재할 수 있다.

(§ 418.54-환자의 초기 포괄적 사정; Subpart C)
- 호스피스 RN은 호스피스 돌봄의 발효 일자로부터 48시간 이내에 초기 평가를 완료해야 한다.
- 이것은 환자/가족의 즉각적인 치료 필요성에 대한 평가이다.
- 포괄적 간호 평가는 이 첫 번째 평가 방문 중에 적절하게 완료될 수 있다.

(§ 418.54-환자의 초기 포괄적 평가; Subpart C)
- 호스피스 간 학제 간 그룹(IDG)은 호스피스 간호 선거 후 5일 이내에 포괄적인 평가를 완료한다.
- IDG는 주치의(있는 경우)와 상담하고 평가된 요구 사항에 따라 개별화 된 환자 치료 계획을 수립한다.
- 포괄적인 평가를 위한 내용은 **§ 418.54(c)**
- 호스피스 직원은 정보가 제공되고 논의된 환자의 임상 기록을 이해하고 문서화하는 언어와 방식으로 환자 또는 대리인 및 가족과 함께 통제된 약물의 안전한 사용 및 처분을 위한 호스피스 정책/절차에 대해 논의한다(이 방문에서 통제된 약물을 도입한 경우).

포괄적인 평가 도구 및 과정은 호스피스 제공자의 선택이다.

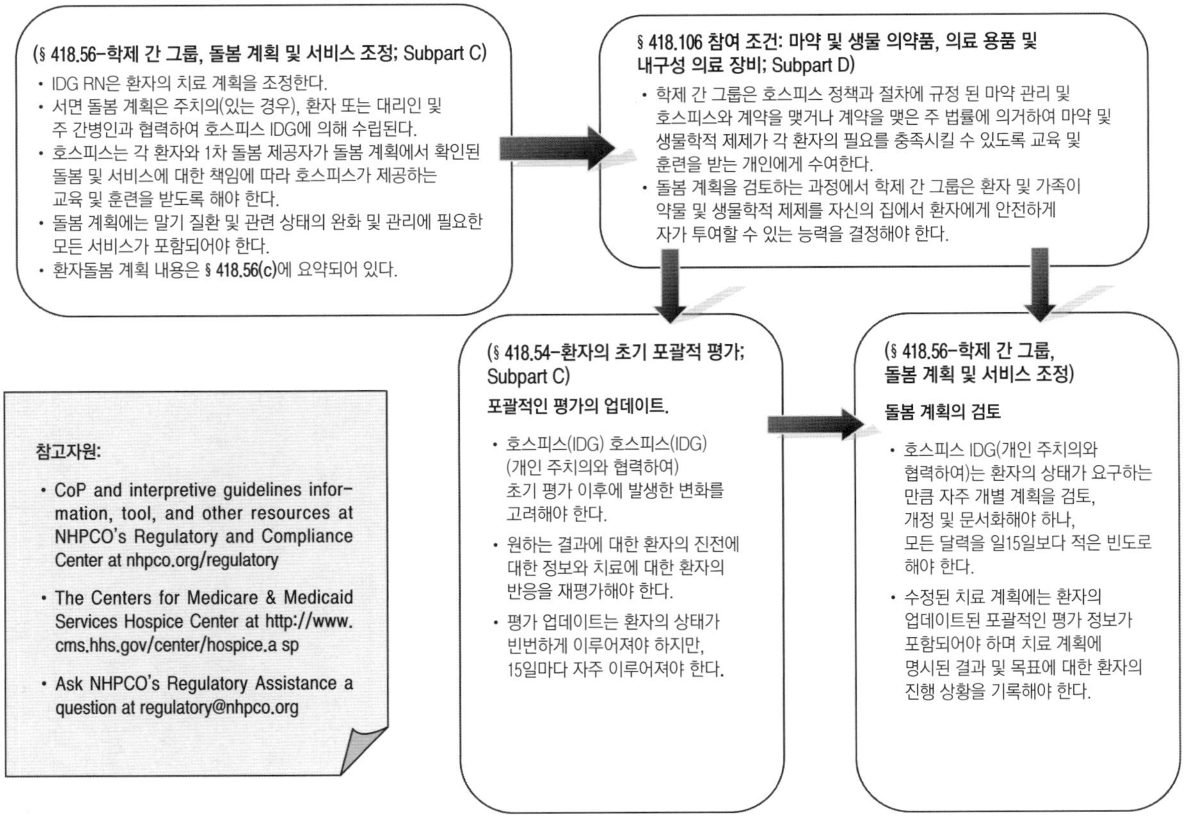

그림 7-1 호스피스 입원 돌봄맵(NHPCO, 2009)

월간 유효하게 된다. 메디케어는 이것을 두 번의 90일 인증서로 증명하며 이 두 번의 90일 기간이 지나면 말기 질환임에 대한 재증명이 필요하다. 자격 요건을 계속 충족하는 환자는 60회/일 동안 무제한으로 재증명을 받을 수 있다. 환자의 호스피스 돌봄에 대한 지속적인 적합성을 문서화할 때, 호스피스 간호사는 지역적용범위(Local Coverage Determination, LCD) 가이드라인과 적절한 사정도구를 참조해야 한다.

면 대 면의 만남

부담적정보험법(Affordable Care Act, AC)의 결과로, 메디케어는 세 번째 혜택(180일) 전에 환자에게 호스피스 간호사 또는 의사를 만날 것을 요구한다. 대면 접촉의 목적은 호스피스 서비스의 계속적인 적합성 여부를 확인하는 것이다. 간호사는 호스피스 간호사와 긴밀히 협력하여 환자의 상태를 검토하여 진행 중인 적합성을 결정해야 한다.

환자 퇴원

환자가 건강이 향상되어 더 이상 호스피스를 받을 자격이 없는 것으로 간주되는 경우, 환자는 서비스에서 퇴원한다. 환자들이 치유적 치료를 찾고 더 이상 호스피스 돌봄 목표에 부합되지 않는다면 스스로 먼저 퇴원할 수 있다. 이 경우 환자는 호스피스 혜택을 취소한다. 환자가 퇴원할 때 퇴원 처방은 호스피스 의료 책임자가 작성해야 하며, 호스피스 팀은 퇴원 계획 프로세스에 환자와 가족을 포함시켜야 한다(NHPCO, 2016).

결론

이 장에서는 지역적용범위 지침에 따라 환자의 호스피스 돌봄 적합성 여부를 결정하는 방법을 검토하였다. 지속적으로 환자의 상태를 문서로 작성하기 위해 일반적으로 사용되는 몇 가지 도구에 대해서도 논의하였다. 또한 호스피스 돌봄을 위한 계속되는 적합성 요건을 문서화할 때 간호사의 역할을 제시하였다.

참고문헌

Centers for Medicare & Medicaid Services. (2015). Medicare benefit policy manual. Retrieved from https://www.cms.gov/Regulations-and-Guidance/Guidance/Manuals/downloads/bp102c09.pdf

Moon, P. J. (2016). Hospice admission assessment: A narrative view. *American Journal of Hospice & Palliative Medicine*. Advance online publication. doi:10.1177/1049909115624375

National Hospice and Palliative Care Organization. (2009). Hospice admission care map. Retrieved from http://www.nhpco.org/sites/default/files/public/regulatory/Hospice_admission_map-2009-F_(2).pdf

National Hospice and Palliative Care Organization. (2016). Discharge from hospice services. Retrieved from http://www.nhpco.org/discharge-hospice-services

8

돌봄의 수준

Levels of Care

호스피스 간호사는 환자 및 가족과 함께 일할 때 가정 및 기타 돌봄 환경에서 환자 간호를 위한 권장 사항을 제출하도록 요청받기도 한다. 이 장의 초점은 환자의 요구를 평가하고, 적절한 수준의 보살핌을 결정하며, 건강관리 팀의 다른 구성원과 의사소통하는 간호사의 역할에 중점을 둔다.

학습목표

- 적절한 돌봄 수준을 결정하기 위해 환자 돌봄 욕구를 사정한다.
- 각 돌봄 수준에서 제공되는 호스피스 돌봄 유형을 구분한다.
- 환자 이행기 동안 전문가 간 의사소통을 구조화하는 데 사용되는 도구에 대해 논의한다.

환자의 요구 결정

호스피스 간호사는 서비스 입원 시 환자 및 가족에게 가장 적절한 돌봄 수준에 대한 권장사항을 제시해야 한다(BOX 8.1, BOX 8.2). 일부 환자의 경우, 돌봄자가 있고 환자가 입원시설로 옮기지 않고 집에 머물기를 원한다면 재가 돌봄이 가장 적절한 수준이다. 다른 경우에는 돌봄자가 부족하거나 환자가 선호한다면 입원 치료가 가장 적절할 수 있다. 적절한 돌봄 수준을 결정하기 위한 의사결정 과정은 복잡하며 가족 및 간호사 측에서 일련의 질문과 결정이 필요하다.

BOX 8.1

환자의 목표와 바램의 사정

- 환자에게 가장 중요한 것은 무엇인가?
- 환자의 상태에 변화가 있을 때 집에 혹은 입원을 원하는가?
- 환자나 가족이 입원 할 때 고려해야 할 증상이나 상태는 무엇인가?
- 환자가 살아가고자 하는 의지를 가지고 있는가? POLST* 명령서가 작성되고 접근 가능한가?

* POLST: Physician Orders for Life-Sustaining Treatment

BOX 8.2

돌봄 간호 요구 사정

- 집에 신뢰할 수 있는 돌봄자가 있는가?
- 가정환경은 안전한가?
- 호스피스 팀의 지원을 받는 돌봄자가 환자의 증상을 집에서 관리할 수 있는가?
- 환자가 급성 증상을 겪고 있는가?
- 입원 호스피스에서 환자의 증상을 가장 효과적으로 관리할 수 있는가?
- 환자는 이미 장기 요양 시설에 거주하고 있는가? 직원이 호스피스 팀과 함께 생의 말기 문제를 공동 관리할 수 있는가?
- 호스피스 직원의 지속적인 관리를 통해 환자의 증상을 집에서 관리할 수 있는가?

사정을 마친 후 간호사는 환자와 가족 및 호스피스 팀과 상의하여 적절한 수준의 돌봄을 권장한다. 여기에는 다음 사항이 포함될 수 있다.

- **일상 가정간호:** 호스피스 환자의 돌봄은 호스피스 팀의 정기 방문으로 가정에서 제공된다.
- **지속적인 가정재택간호:** 지속적인 가정 간호는 주로 간호사에 의해 제공되지만, 호스피스 보조원이 보충될 수 있다. 이 유형의 돌봄은 환자가 집에 머물 수 있도록 하기 위해 짧은 팀 단위로 위기 때 환자와 가족을 지원하기 위한 것이다.
- **단기입원돌봄:** 돌봄자를 위한 임시간호를 허용하기 위해 단기간 동안 승인된 시설 내에서 돌봄이 제공된다.
- **일반입원돌봄:** 가정에서 해결할 수 없는 통증조절이나 증상관리를 위해 입원실에서 돌봄이 제공되는 것이다(CMS, 2015a; 일반입원돌봄에 대한 메디케어 규정 검토는 Part V를 참조).
- **마지막 7일:** 2016년 1월 1일자로 호스피스 돌봄에 대한 보상이 변경되었다. SIA(Service-Intensity-Add-on)는 생의 마지막 1주 동안 환자에게 제공되는 돌봄은 집중적이고 비용이 많이 소요된다는 것을 인식하여 만들어지게 되었다. 메디케어 메디케이드 서비스센터(Centers for Medicare & Medicaid Services, 2015b)에 따르면 일일 경비 일상 요율에 추가하여 환급을 받기 위해서는 다음의 기준을 충족해야 한다.
  - 환자의 돌봄 수준은 '일상적인 가정간호'이다.
  - 돌봄 날짜는 환자의 생애 마지막 7일 이내이다.
  - 간호사(RN)나 면허를 취득한 사회복지사가 직접 환자 돌봄을 제공한다.

적절한 수준의 돌봄이 결정되면, 간호사는 환자 돌봄 계획을 조정한다. 학제 간 팀은 정기적으로(최소 15일마다) 환자의 상태와 요구에 따라 치료 계획을 검토하고 수정한다(NHPCO, 2009).

환자가 사망할 경우

환자의 죽음이 가까워질 때 호스피스 간호사는 각 가족 구성원과 함께 상태 변화를 유지하면서 가족이 정신적으로나 감정적으로 이별을 준비할 수 있도록 긴밀한 의사소통을 유지하는 것이 중요하다. 가족 구성원에게 환자의 상태가 변경되었다고 생각된다면, 특히 사망이 의심되는 경우 호스피스에 알려야 함을 고지한다.

핵심

간호사(RN)가 합법적으로 환자의 사망을 선언할 수 있는지 여부를 결정하는 법률은 각 주(State)마다 다르고 실무 환경에 따라 다르다.

질문: 간호사가 나의 주에서 사망을 선언할 수 있는지 어떻게 결정할 수 있는가?

답변: 귀하의 주에서 간호사의 실무를 관할하는 주 규정을 확인하려면 www.ncsbn.org/npa.htm의 국가간호위원회(National Board of Nursing, NBN)를 방문하고 드롭 다운 메뉴를 사용하여 귀하의 주에 맞는 간호사 업무 법(Nurse Practice Act)을 찾아본다.

환자가 가정에서 사망했다는 전화가 접수되면 호스피스 간호사는 사정을 완료하고 가족을 부양하기 위해 가정으로 가야 한다. 환자의 사망을 알리는 간호사의 역할은 주마다 다르다. 그러나 모든 주에서 간호사는 사정과 가족 지원에 대한 책임이 있다. 환자가 사망할 경우 다음 단계를 따라야 한다(Berry & Griffie, 2015).

- 차분한 접근 방식을 유지한다.
- 환자를 확인한다.
- 환자의 호흡, 움직임 또는 다른 징후를 사정한다.
- 동공 반응의 소실 및 경동맥맥박과 심첨맥박이 없다는 것을 사정한다(대부분의 상황에서 1분간 청진).
- 문화적으로 적절한 사후 관리를 제공한다.

환자사망에 대한 문서는 다음을 포함해야 한다.

- 환자의 이름
- 전화가 온 시간, 누가 전화했는지, 사망했을 때 누가 있었는지 확인
- 신체 검진 결과 확인
- 누가 사망 선언을 하였는지, 선언을 한 시간 확인
- 누가 환자의 사망 사실을 통보받았는지 확인
- 환자의 시신이 누구에게 공개되었는지 확인

사망 후 환자의 집을 떠나기 전에 간호사는 다음의 권장 사항을 참고하여 약물을 처분한다(Nathan & Deamant, 2015).

- 용기에서 약제를 제거하여, 고양이 배설물 밑에 까는 점토나 커피찌꺼기와 섞거나, 유용을 방지하기 위해 비닐 봉지 또는 욕조에 넣는다.
- 펜타닐 패치를 처분할 때, 끈적 끈적한 면이 안쪽으로 오게 하여 패치를 반으로 접은 다음, 변기에 패치를 넣어 흘려보낸다.
- 환자 약병에서 라벨을 제거한 다음, 빈 병을 쓰레기통에 버린다.

또한 간호사는 모든 기관의 정책과 절차에 따라 처방된 약물을 적절하게 처리했음을 기록해야 한다.

핵심

효과적인 의사소통은 학제 간의 협업과 팀워크에 달려 있다(Bhatt & Mitchell, 2015).

전환기 동안 환자와의 의사소통

환자가 사망한 시점이나 집에서 병원으로 입원되었을 때와 같이 환자가 전환하는 동안 원활한 의사소통을 위해 의사소통 도구를 사용하는 것이 좋다(The Joint Commission, 2012). 그러한 도구 중 하나인 SBAR(Situation Background Assessment Recommendation)는 보고서를 표준화하고 의사소통 장벽을 극복하기 위해 군대에서 개발되었다(Pope, Rodzen & Spross, 2008). SBAR은 현재 다음과 같은 내용을 전달하기 위해 보건의료 환경에서 널리 사용되고 있다.

- **상황(situation)**: 자신을 식별하고 환자를 식별하며 문제가 무엇인지 간결하게 설명한다. 호스피스 설정에서 이것은 환자의 가정 상황과 가족 역동에 관한 정보를 수반할 수도 있다.
- **배경(background)**: 현재의 병력, 검사실 결과 및 최근의 상태 변화와 같은 현재의 문제를 파악하는 데 도움이 되는 정보를 제공한다.
- **사정(assessment)**: 문제가 무엇이라고 생각하는지 그리고 문제의 심각성을 설명한다.
- **권장 사항(recommendation)**: 다음에 해야 할 일에 대한 권장 사항을 제공한다. 이것은 다른 처방약을 처방하거나 현재 사용되는 약물의 복용량을 변경해야 할 필요가 있을 수 있다. 다른 권장 사항에는 증상 관리를 위해 집에서 입원 환자 진료 부서로의 이전과

같이 돌봄 수준의 변경이 포함될 수 있다.

결론

이 장에서는 호스피스 간호사가 환자의 적절한 간호 수준을 결정하고 전환 과정에서 학제 간 팀과 돌봄 간호를 조정하는 역할에 대해 살펴 보았다. 이 장에 제시된 정보를 통해 호스피스 간호사는 보다 효과적으로 환자 및 가족의 욕구를 수립하고 적절한 돌봄을 조직할 수 있다.

참고문헌

Berry, P., & Griffie, J. (2015). Preparing for the actual death. In B. R. Ferrell, N. Coyle, & J. A. Paice (Eds.), *Oxford textbook of palliative nursing* (pp. 513–530). New York, NY: Oxford University Press.

Bhatt, A., & Mitchell, A. (2015). Effective collaborative communication in hospice. *Palliative Medicine & Care: Open Access*. Retrieved from http://www.symbiosis-online.org

Centers for Medicare & Medicaid Services. (2015a). Medicare benefit policy manual. Retrieved from https://www.cms.gov/Regulations-and-Guidance/Guidance/Manuals/downloads/bp102c09.pdf

Centers for Medicare & Medicaid Services. (2015b). Hospice payment system. Retrieved from https://www.cms.gov/Outreach-and-Education/Medicare-Learning-Network-MLN/MLNProducts/downloads/hospice pay_sys_fs.pdf

The Joint Commission. (2012). Transitions of care: The need for a more effective approach to continuing patient care. Retrieved from http://www.jointcommission.org/assets/1/18/hot_topics_transitions_of_care.pdf

Nathan, S., & Deamant, C. D. (2015). Medication disposal #286. *Journal of Palliative Medicine, 18*(1), 82–82. doi:10.1089/jpm.2015.0004

National Hospice and Palliative Care Organization. (2009). Hospice admission care map. Retrieved from http://www.nhpco.org/sites/default/files/public/regulatory/Hospice_admission_map-2009-F_(2).pdf

Pope, B. B., Rodzen, L., & Spross, G. (2008). Raising the SBAR: How better communication improves patient outcomes. *Nursing 2008, 38*(3), 41–43. doi:10.1097/01.NURSE.0000312625.74434.e8

III

환자와 가족을 위한 말기 돌봄

End-of-Life Care for Patients and Families

9

존재론적 고통, 영적 요구의 인식과 적절한 지원 제공

Recognizing Existential Suffering and Spiritual Needs and Providing Appropriate Support

호스피스 간호사는 환자와 가족의 영적 요구를 해결하기 위해 가족의 영적인 리더, 호스피스 사회복지사 및 호스피스 종교인과 긴밀하게 협력하여 환자의 생의 말기 바람을 존중하고 위로하는 의례를 수행하게 된다. 또한 존재론적 고통에 대한 적절한 사정을 통해 호스피스 팀은 환자의 고통을 덜어주기 위한 중재를 실시할 수 있다.

학습목표

- 존재론적 고통의 증상을 규명한다.
- 환자의 영적 고통의 징후를 사정한다.
- 영적 사정 도구를 선택한다.
- 영성과 종교를 구별한다.

존재론적 고통

존재론적 고통은 신체적 고통과는 다르지만 서로 연관될 수 있다. 또한 존재론적 고통은 환자가 생의 말기에 직면했을 때 생길 수 있는 깊은 상실감과 절망감, 무기력함을 포함한다(Kissane, 2012). Kissane(2012)에 따르면, 존재론적 고통의 유형에 따라 다음 사항을 포함한다.

- 미지에 직면하는 것과 관련된 죽음 불안
- 상실과 변화
- 선택에 대한 통제력 상실
- 존엄성 상실
- 외로움
- 다른 사람들과의 좋지 못한 관계
- 생에 대한 무의미한 느낌

핵심

존재론적 고통의 징후들은 두려움, 울음, 슬픔, 정서적 불안정성, 통제력 필요, 소외감, 가족 갈등, 믿음이나 영성의 상실, 절망감을 포함한다(Kissane, 2012).

영적 고통

영적 고통은 존재론적 고통의 한 측면이다. 영적인 문제들은 환자들이 미지에 직면하고, 그들이 마지막 숨을 거둔 후에 무슨 일이 일어날 지에 대해 의문을 갖는 생의 말기에 일어난다. 호스피스에서 간호사들은 환자와 가족들의 영적 요구를 충족시키기 위해 종교인, 사회복지사 그리고 학제 간 팀의 다른 구성원들과 협력한다. 호스피스 간호사들에게 필요한 핵심기술은 다음에 대한 능력을 포함한다.

- 영적 고통을 사정한다.
- 환자의 당면 요구들을 충족시킨다.
- 지속적인 지원을 위한 계획의 수행 및 개발을 위해 다른 건강관리 팀원들과 협력한다.

핵심

공동위원회(The Joint Commission)에 따르면 환자의 영적 요구에 대한 사정은 모든 환자에게 필요하다.

영성과 영적 고통을 사정하기 위한 도구는 다음과 같다.

- FICA 영적 이력도구(Puchalski & Romer, 2000)
- FACT 영적 이력도구(LaRocca–Pitts, 2009)
- HOPE 설문(Anadarajah & Hight, 2001)
- 영적 스트레스 사정도구(Monod et al., 2010)

질문: 종교와 영성의 차이점은 무엇인가?

답변: 종교는 동일한 신앙 전통을 갖는 사람들 사이에서 공유되는 일련의 믿음이다. 종교에는 보통 행위의 표준, 의식 및 상징이 포함된다. 영성은 무언가에 대한 연결성을 개별적으로 표현하는 방식이다. 영성은 종교를 통해서도 표출될 수 있지만, 그것은 특정 종교를 고수하지 않고도 전달될 수 있다. 영성은 개별적으로 표출되기 때문에 다양한 형태로 나타날 수도 있다.

결론

호스피스 간호사들은 종교적 · 영적 · 존재론적인 문제로 고통받는 환자들을 만나기도 한다. 스트레스의 징후를 사정하는 방법과 학제적 융합 팀의 다른 구성원들과 협력하는 방법을 아는 것은 총체적이고 근거에 기초한 돌봄을 확고히 하는 데 매우 중요하다.

참고문헌

Anadarajah, G., & Hight, E. (2001). Spirituality and medical practice: Using the HOPE questions as a practical tool for spiritual assessment. American Family Physician, 63, 81–89. Retrieved from http://www.aafp.org/afp

Kissane, D. W. (2012). The relief of existential suffering. Archives of Internal Medicine, 172(19), 1501–1505. doi:10.1001/archinternmed.2012.3633

LaRocca-Pitts, M. A. (2009). FACT: Taking a spiritual history in a clinical setting. *Journal of Health Care Chaplaincy, 15*(1), 1–12. doi:10.1080/08854720802698350

Monod, S. M., Rochat, E., & Büla, C. J., Jobin, G. Martin, E., & Spencer, B. (2010). The spiritual distress assessment tool: An instrument to assess spiritual distress in hospitalised elderly persons. *BMC Geriatrics, 10*(1), 88. doi:10.1186/1471-2318-10-88

Puchalski, C., & Romer, A. (2000). Taking a spiritual history allows clinicians to understand patients more fully. *Journal of Palliative Medicine, 3*(1), 129–137. doi:10.1089/jpm.2000.3.129

10

문화적 차이를 고려하는 생의 말기 간호

Nursing Considerations for Cultural Variations at the End of Life

종교적 믿음과 의례는 말기 환자들에게 편안함과 희망을 주는 경우가 많다. 종교와 문화적 관습은 서로 엉켜 있으며 가족에 따라 다양한 방식으로 나타날 수 있다. 따라서 어떠한 믿음과 의례가 그들에게 중요한지, 어떠한 의미를 지니는지를 환자와 환자 가족들에게 확인하는 것은 매우 중요하다. 마찬가지로, 특정 종교를 믿는 사람들이 모두 같은 계율을 수용하는 것은 아니라는 점을 알고 있어야 하며, 종교의 어떠한 측면이 각 환자에게 의미가 있는지 명확하게 파악하는 것이 문화적으로 적절한 간호를 제공하는 데 아주 중요하다. 이러한 점을 고려하면서, 이 장은 널리 받아들여진 몇몇 종교적 전통을 점검하고자 한다. 특히 이런 종교적 관점들이 어떻게 말기 환자들에게 영향을 미치고 환자의 가족들의 기대에 영향을 미치는 지를 특별히 주의해서 살펴보고자 한다.

학습목표

- 종교적 전통이 어떻게 말기 환자와 가족에게 편안함을 증진시키는 데 사용될 수 있는지를 파악한다.
- 중요한 세계 5대 종교의 핵심 내용을 논의한다.
- 다양한 종교적 전통에서 공통적으로 나타나는 임종관습의 구체적인 사례를 제공한다.

세계종교의 개요

불교

불교적 믿음의 핵심은 고타마 싯다르타의 깨우침과 가르침에 근거하며, 어떻게 자신을 고통에서 자유롭게 하고 만족한 상태로 살 것인지에 대한 가르침을 제공한다(Bruce, 2012). 불교는 유연하고 온건한 종교이다. 불교적 실천은 문화적 전통의 변화에 영향을 받아 진화하여 왔다(Bulow et al., 2008). 이러한 불교의 가르침은 다음과 같다.

- 탄생과 죽음은 윤회의 과정이다.
- 윤회는 반드시 인간의 형태로 윤회한다는 의미가 아니다. 다른 형태의 생물로도 윤회할 수 있다.
- 개별 인간의 생사와 관련된 상황이 해당 인간이 어떻게 환생할 것인지에 영향을 미친다. 그래서 '좋은 죽음'을 맞이할 수 있도록 환경을 만드는 것이 중요하다(Bruce, 1012; Webb & Stouffer, 2014).

'좋은 죽음'을 위한 환경을 조성한다는 것은 죽음을 맞이하는 사람이 죽음에 이를 때 평온한 마음을 가질 수 있도록 환경을 조성하는 것이다(Bruce, 2012; Webb & Stouffer, 2014). 평온한 환경을 조성한다는 것은 다음과 같은 사항을 포함한다.

- 최소의 중재
- 점차 빛을 감소시키는 것
- 환자와 가족을 안정시키는 음악을 제공하는 것

핵심

가족은 환자의 침대 옆에 부처님의 이미지를 제공하거나 또는 불단을 만들어 환자에게 위안을 제공하고 예불을 드릴 수 있도록 한다(Bruce, 2012).

불교신자들은 사후세계를 믿으며, 영혼이 신체에서 완전히 분리하는 데 여러 날이 걸릴 수 있다고 생각한다. 따라서 신체를 가능하면 오랜 동안 방해받지 않고 놓아두도록 하는 것이 최선이다. 과거에 일부 불교신자들은 이러한 신앙 때문에 장기기증을 반대하였다(Webb & Stouffer, 2014). 그러나 이러한 태도가 점차 변화되고 있으며, 일부 불교신자들은 장기기증을 수용하게 되었다(Bulow et al., 2008).

기독교

기독교는 주로 신약성경에 포함된 예수 그리스도의 가르침에 근거를 두고 있다. 대부분의 다른 종교와 같이 기독교인들은 보수, 중도, 진보파로 나누어 볼 수 있다. 또한 기독교는 천주교, 개신교, 그리스 정교 그리고 독립적인 교회처럼 다양한 종파를 포함한다. 환자들이 기독교 전통에 속해 있다면, '천주교' 또는 '감리교,' '성공회'처럼 자신의 종파를 말할 것이다.

핵심

성체성사(빵과 포도주를 함께 나눌 때)나 세례식(기독교에 귀의하여 죄를 씻어내는 의식을 할 때)은 성경의 내용을 기반으로 하고 있다.

대부분의 기독교인들은 신약성경과 구약성경을 따라 영적 실천을 수행하지만, 특히 예수님의 언약과 실천인 신약성경을 중요시한다. 기독교에서 핵심 교리는 예수님이 죽은 다음 죽은 자 가운데서 부활하였다는 것이다. 이 교리를 근거로 대부분의 기독교인들은 사후생애를 믿으며, 자신이 죽었을 때 주님이 받아주실 것으로 믿는다. 많은 기독교인들은 아플 때나 죽음을 맞이할 때, 성직자들이 신의 가호를 기도해주기를 원한다. 특히 천주교도들은 고해성사를 하는 것이 일반적이다. 신부나 목사에게 자신의 죄를 고해하고 사함을 받고자 한다. 이것은 최종 단계에 이른 환자에게 특히 중요하다. 죽음에 직면한 기독교인 환자에게 위안이 되는 실천은 다음과 같다.

- 성경을 읽어주는 것
- 환자의 영적 지도자, 특히 목사나 신부가 방문하여 기도해주는 것
- 성체성사나 성찬식과 같은 의식을 행하는 것

핵심

기독교 가족들은 환자 옆이나 위에 십자가나 십자메달 또는 십자목거리와 같은 종교적인 물체를 놓을 것이다. 또한 성수나 성유를 사용하여 환자를 축복할 수 있다. 임종 시 신체에서 이러한 물체를 제거하게 될 때는 반드시 가족들에게 돌려주어야 한다.

병자를 돌보는 것은 기독교 전통의 핵심요소이다. 기독교인들은 사람이 병자에게 행하는 행동이나 궁핍한 자에게 행하는 행동은 예수님에게 행한 행동과 마찬가지라고 믿는다(Soskice, 2012). 따라서 가족들이 환자를 잘 돌보고 죽어갈 때 사랑하는 사람과 함께 할 수 있도록 공간과 프라이버시를 제공하여야 한다.

기독교는 시신을 다루는 특별한 의식을 가지고 있지 않으므로 가

족이 원하는 바에 따라 이루어진다(Kemp & Bhungalia, 2002). 기독교는 죽은 사람은 주님의 보호 속에 있다고 가르치며, 대체로 애도 의례를 장기간 행하지 않는다. 역사적으로 보면, 기독교도들은 죽음 후에 바로 일상생활로 복귀하는 경향이 있다. 그러나 서양문화에서 최근 비통과 애도에 대한 이해가 깊어지면서, 기독교도들도 가족들이 죽은 후에 상담과 지지를 구하는 경향이 증가하고 있다(Kemp & Bhungalia, 2002).

힌두교

'힌두'라는 용어는 원래 특정지역(역주: 인더스강 유역) 출신들을 의미했다(Flood, 1996). 많은 전통과 신앙이 결합되어 힌두교가 되었다. 힌두교는 경직된 교리가 없는 종교적 전통이다(Rambachan, 2012). 종교의 중심지도자나 핵심 신앙이 없다고 하더라도, 대부분의 힌두교도들은 힌두교의 토대로서 다음과 같은 경전에 익숙하다.

- 베다(Vedas)
- 바가바드기타(Bhagavad Gita)
- 마하바라다(Mahabharata)
- 라마야나(Ramayana)
- 바가바타 푸라나(Bhagavata Purana)

핵심

환자가 죽어가는 과정에서 가족들은 힌두교 경전을 읽거나 찬송을 하면서 사랑하는 가족을 평온하게 만들고 죽음으로의 이행이 편안하게 이루어지도록 할 것이다(Rambachan, 2012).

힌두교의 주요한 교리를 담고 있는 경전들은 업보(karma)와 윤회

(samsara)가 상호 연결되어 작동함을 보여준다(Rambachan, 2012). 힌두교도에게 사망 시 환경은 매우 중요하다. 다음 생에서 어떻게 태어날 것인지에 심각한 영향을 미친다고 생각하기 때문이다. 중환자실에서 죽거나 인공보조 장치를 오랜 기간 사용한 후 죽는 것은, 이번 생애에서 다음 생애로 넘어가는 데 도움이 되지 않는 환경이라고 간주한다(Bulow et al., 2008).

질문: 업보와 윤회의 다른 점은 무엇인가?

답변: 윤회는 모든 혼령이 겪어야 하는 죽음과 재탄생의 끝없는 순환이다. 업보는, 그것이 선행 또는 악행이든, 과거 생애에서의 행동이 이번 생애에서의 삶에 영향을 미친다는 믿음이다. 마찬가지로 현 생애에서의 행동이 미래 생애에서의 삶에 영향을 미친다고 생각한다. 또한 다음 생애로의 이행과정에서 어떠한 마음상태를 가지고 있는지가 다음 생애에서의 삶에 영향을 미칠 수 있다고 믿는다(Bulow et al., 2008; Rambachan, 2012).

일부 힌두교도들은 염주를 걸거나 손목에 실이나 빨간 끈을 묶는다. 또는 몸에 상징을 그려 넣어 정화나 순수성 등의 종교적 의미를 표현할 것이다. 죽을 때, 가족의 허락 없이 신체에서 어떤 물체도 제거해서는 안 되며, 어떠한 상징이나 표시도 지워서는 안 된다(Arritt, 2014; Rambachan, 2012).

이슬람교

이슬람교는 선지자 마호메트의 가르침에 근거하고 있다. 이슬람교 추종자들은 무슬림이라고 불린다. 선지자 마호메트는 서기 610년경에 신으로부터 첫 번째 계시를 받았다고 믿어진다. 마호메트는 자신이 받은 계시로 설교하였으며, 이러한 가르침이 정리되어 코란이 되었고, 마호메트의 추종자들은 코란을 통해 이슬람을 확산시켰다(Lapidus, 2014). 코란은 질병과 죽음이 그 개인에 대한 신의 계획임을 명확하게 밝히고 있으며, 이러한 경험은 영적 성장을 자극하기 위한 것이라고 가르치고 있다. 따라서 무슬림은 일반적으로 신의 의지에 복종하면서 고통을 감내한다(Waugh, 2012).

핵심

코란은 이슬람의 신성한 경전이며 신이 마호메트에게 계시한 가르침을 담고 있다.

무슬림은 죽은 사람들이 사후에 신에 속한다는 것을 믿는다. 그러므로 자신의 생애말기에 직면하면, 영적인 성찰을 하게 되며 영적으로 얼마나 죽음에 준비되어 있는지를 성찰하게 된다. 죽음을 잘 준비하는 것은 중요하다. 왜냐하면 무슬림은 사후세계로 건너갈 때, 신에 의해 심판과 속죄가 이루어진다고 생각하기 때문이다(Waugh, 2012). 특별한 의식이 행해질 수 있으며, 생애말기 간호 팀은 반드시 이러한 의식이 적절하게 이루어지도록 해야 한다. 예를 들어, 독실한 무슬림은 매일 5차례 기도하고, 기도하기 전에 씻는 의식을 거쳐야 한다. 임종할 때도 환자가 이렇게 하도록 돕는 것은 환자와 가족에게 커다란 위안이 된다. 무슬림 환자에게 임종이 다가올 때, 이들을 평온하게 만드는 것은 다음과 같은 사항들이다.

- 가족구성원들을 환자 가까이 있도록 하고, 원할 때 언제나 환자와 함께 기도하도록 한다.
- 기도하는 동안 의학적 중재를 중단한다.
- 돼지고기 또는 돼지고기로 만든 음식 등의 금지된 음식을 파악하고 이를 지키도록 도와준다.
- 할랄(종교적 계율에 따라 도축된 고기) 음식을 마련해준다(Kemp & Bhunghalia, 2002; Waugh, 2012).

겸손은 무슬림들 사이에서 높게 여겨지는 덕목임을 인지하고 있어야 하며, 가능한 한 간호는 동성이 제공할 수 있도록 하여야 하고(Kemp & Bhunghalia, 2002), 몸은 반드시 필요할 때에만 노출되도록 하여야 한다(Cheraghi, Payne & Salsali, 2005). 사망 시에 다음과 같은 사항을 반드시 지켜야 한다.

- 환자의 몸은 항상 덮여 있어야 한다.
- 환자의 몸은 반드시 씻겨야 하고, 바른 방향을 향하도록 하여야 한다. 즉, 발이 메카방향으로 향하도록 해야 한다.
- 가족은 코란을 환자의 신체 가까이에 놓을 것이며, 또는 가끔 신체에 특정한 돌이나 구슬을 올려놓기도 한다(Cheraghi, Payne & Salsali, 2005).
- 가족에게 종교의식을 실천할 수 있는 공간, 시간, 프라이버시를 반드시 제공하여야 한다.

유대교

유대교는 기원전 1500~1000년으로 거슬러 올라가는, 아브라함 전통의 종교이다(Kemp & Bhunghalia, 2002). 유대교에는 다음과 같은 세 가지 주요 종파가 있다.

1. 정통파 유대교도는 '할라카'라고 불리는 유대교 계율을 엄격하게 따른다. 정통파 유대교도들은 자신의 신을 'God'이라고 쓰지 않는다. 이밖에도 이름을 다 쓰는 것은 신성모독이기 때문에 'G-d' 라고 쓰기도 한다.
2. 보수파 유대교도는 역시 유대교 계율을 따르지만, 문화적 그리고 시대적인 규범에 따라 변화를 허용한다.
3. 개혁파 유대교도는 유대교의 가장 진보적인 분파로 할라카에 대한 엄격한 해석을 따르지 않는다. 개혁파 유대교도는 계율 자체를

엄격하게 따르는 것보다 신앙의 도덕적 이상을 지키는 것으로도 괜찮다고 생각한다(Kemp & Bhunghalia, 2002).

핵심

유대교의 경전은 타나크(Tanakh)라 불리며, 율법(Torah), 예언(Nevi'im), 송문(頌文, Ketuvim)으로 구성되어 있다(Novak, 1994).

유대교도의 생의 말기는 다음과 같이 간호한다.

- 유대교도 환자들은 랍비의 영적인 지지와 인도를 요청할 것이다.
- 가족이 사랑하는 사람과 가까이 있을 수 있는 시간과 장소를 제공한다.
- 가족구성원은 사랑하는 사람과 함께 전통적인 기도를 드리고 싶어 할 것이다. 생의 말기에 사용하는 기도는 카디쉬(Kaddish)라고 한다(Kemp & Bhunghalia, 2002).
- 환자가 죽음 막바지에 이르거나 음식섭취가 환자의 통증이나 불쾌감의 원인이 되지 않는 한, 물이나 음식 섭취의 중단은 허용되지 않는다.
- 유대교 율법에 따라 만든 코셔 음식을 선호하면 이에 맞추어 제공해주어야 한다.

환자의 사망 후에는 다음과 같이 간호한다.

- 환자의 양쪽 눈은 감기고 몸은 덮어 놓는다.
- 종교적 물체는 반드시 신체에 그대로 두어야 한다.
- 얼굴의 수염은 자르거나 면도해서는 안 된다.
- 가족구성원들은 종종 매장할 때까지 시신 옆에 함께 있는 경우가 많다. 일부 유대교 가족들은 간호사에게 환자의 몸에 부착된 고무호스나 튜브를 제거하지 말라고 요청하며, 장례의례지도사가 매

장을 위해 준비할 때 제거하는 것을 선호한다. 매장은 보통 사망 24시간 이내에 이루어진다.

매장 후 '시바(Shiva)'라 불리는 애도기간[부모 · 배우자와 사별한 유대인이 장례식 후 지키는 7일간의 복상(服喪) 기간]이 관찰된다. 이 기간 동안에는 행동과 사회적 행위에서 특정한 금기가 나타난다(Kemp & Bhunghalia, 2002). 이런 것은 해당 가족이 유대교 계율을 얼마나 따르는가에 달려 있다. 또한 의료 및 간호제공자는 반드시 문상 전에 가족이 무엇을 원하는지 명확하게 파악하여 이를 존중해주어야 한다.

결론

다양한 민족들의 생의 말기 간호를 할 때, 간호사는 반드시 환자의 존엄을 지키고, 모든 환자들을 존경심으로 대우하며 환자들이 원하는 방향으로 결정을 내려 말기 질환에 잘 직면할 수 있도록 도와주어야 한다(Periyakoil, Stevens & Kraemer, 2013).

참고문헌

Arritt, T. (2014). Caring for patients of different religions. *Nursing Made Incredibly Easy, 12*(6), 38–45. Retrieved from http://journals.lww.com/nursingmadeincrediblyeasy/Pages/default.aspx

Bruce, A. (2012). Welcoming an old friend: Buddhist perspectives on good death. In H. Coward & K. I. Stajduhar (Eds.), *Religious understandings of a good death in hospice palliative care* (pp. 29–50). Albany: State University of New York Press.

Bülow, H. H., Sprung, C. L., Reinhart, K., Prayag, S., Du, B., Armaganidis, A., . . . & Levy, M. M. (2008). The world's major religions' points of view on end-of-life decisions in the intensive care unit. *Intensive Care Medicine, 34*(3), 423–430. Retrieved from http://icmjournal.esicm.org/index.html

Cheraghi, M. A., Payne, S., & Salsali, M. (2005). Spiritual aspects of end-oflife care for Muslim patients: Experiences from Iran. *International Journal of Palliative Nursing, 11*, 468–474. Retrieved from http://www.magonlinelibrary.com/toc/ijpn/current
Flood, G. (1996). An introduction to Hinduism. New York, NY: Cambridge University Press.

Kemp, C., & Bhungalia, S. (2002). Culture and the end of life: A review of major world religions. *Journal of Hospice & Palliative Nursing, 4*(4), 235–242. Retrieved from http://lww.com/jhpn/toc/2002/10000/Culture_and_the_End_of_Life__A_Review_of_Major.22.aspx

Lapidus, I. M. (2014). *A history of Islamic societies*. Cambridge, UK: Cambridge University Press.

Novak, P. (1994). *The world's wisdom*. San Francisco, CA: HarperCollins.

Periyakoil, V. S., Stevens, M., & Kraemer, H. (2013). Multicultural long-term care nurses' perceptions of factors influencing patient dignity at the end of life. *Journal of the American Geriatric Society, 61*, 440–446. doi:10.1111/jgs.12145

Rambachan, A. (2012). "Like a ripe fruit separating from a vine": Religious understandings of a good death: Hinduism. In H. Coward & K. I. Stajduhar (Eds.), *Religious understandings of a good death in hospice palliative care* (pp. 29–50). Albany: State University of New York Press.

Soskice, J. (2012). "Dying well in Christianity": Religious understandings of a good death: Hinduism. In H. Coward & K. I. Stajduhar (Eds.), *Religious understandings of a good death in hospice palliative care* (pp. 29–50). Albany: State University of New York Press.

Waugh, E. (2012). Muslim perspectives on a good death in hospice and endof-life care. In H. Coward & K. I. Stajduhar (Eds.), *Religious understandings of a good death in hospice palliative care* (pp. 77–98). Albany: State University of New York Press.

Webb, J., & Stouffer, L. E. (2014). Religious and spiritual differences within families: Influences on end-of-life decision making. *The Journal for Nurse Practitioners, 10*(8), 588–593. Retrieved from http://www.npjournal.org

11

생의 말기 신체 변화와 증상에 대한 사정 및 관리

Assessing and Responding to Physical Changes and Symptoms at the End of Life

죽음은 삶과 마찬가지로 모든 사람마다 독특하지만, 호스피스 간호사가 정기적으로 사정하고 치유해야 할 증상이 있다. 이 장은 생의 말기에 흔히 나타나는 증상과 완화간호 중재 그리고 이러한 증상을 치료하는 데 사용하는 약물을 제시한다.

학습목표

- 생의 말기에 흔한 증상을 확인한다.
- 생의 말기 증상 치료에 적용하는 적절한 간호중재를 논의한다.
- 생의 말기 증상 치료에 사용하는 약물이름을 제시한다.

흔한 생의 말기 증상

불안

불안(anxiety)은 환자가 생의 말기에 자신의 건강에 대한 통제력 상실을 경험하고 자신의 죽음에 직면하면서 나타난다. 불안은 종종 초조, 입면장애, 불안정, 집중장애 등으로 나타난다(BOX 11.1).

BOX 11.1

불안중재

간호중재

- 치료적 임재와 치료적 접촉
- 완화 음악요법
- 심호흡과 이완운동
- 임종에 이르기까지 돌봄의 질 확보
- 불안 사정과 치료를 위한 학제 간 팀 구성원과의 협동

약물치료

- 항우울제 치료
- 벤조디아제핀[로라제팜(lorazepam), 테마제팜(temazepam) 등]
- 바르비투르[페노바비탈(phenobarbital, 티오리다진(thioridazine) 등]

출처: Kinzbrunner, Wright, Schlecter, and Maluso-Bolton(2011)

부종

생의 말기에 간질환이나 심질환 등 만성 건강상태에 의해 하지부종(edema)이 나타날 수 있다. 부동, 전이 암, 혈전 역시 말초부종을 유발한다(Kinzbrunner & Wright, 2011). 부종은 불편함, 허약, 이동장애 등을 초래한다. 생의 말기에 발생하는 부종은 대부분 고질적이다(BOX 11.2).

BOX 11.2

부종중재

간호중재

- 하지 상승
- 최상의 피부간호
- 염분섭취 제한

약물치료

- 이뇨제(diuretics)
- 알부민[albumin(정맥주입)]

출처: Kinzbrunner and Wright(2011)

변비

변비(constipation)는 생의 말기에 흔히 나타나는 증상으로 투약, 수분섭취 감소, 부동에 의해 발생하거나 촉진된다. 신경질환과 척수손상 역시 변비를 유발하고 유착이나 종양에 의한 장 폐색 역시 변 배출을 어렵게 한다(Kinzbrunner & McInnis, 2011; BOX 11.3).

BOX 11.3

변비중재

간호중재

- 수분섭취 격려
- 시간표에 따른 배변 시도
- 가능한 범위에서 활동량 증가
- 가능한 정도의 섬유질 섭취량 증가
- 설사, 묽은 변 등 분변매복 증상 감소
- 장 습관을 면밀하게 기록
- 마약성 진통제 투약 환자에게 하제 정기 투여
- 필요 시 손가락으로 제거(진통제와 항불안제 사전 투약)

약물치료

- 폴리에틸렌글리콜(Polyethylene glycol) 3350

BOX 11.3

변비중재(계속)

- 도큐세이트 나트륨(docusate sodium)
- 센나/도큐세이트 나트륨(senna/docusate sodium)
- 비사코딜[Bisacodyl(경구 혹은 좌약)
- 관장(fleet enema)
- 락툴로오스(lactulose)

출처: Hellsten and Berg(2015); Kinzbrunner and McLnnis(2011)

섬망

섬망(delirium)은 갑자기 발생하는 것이 특징이며 '주의집중력 손상, 지각의 변화, 다양한 인지 및 정신 장애'를 포함한다(Adamis, Devaney, Shanahan, McCarthy & Meagher, 2015). 임종에 다다른 시점에서 발생하는 섬망을 '임종말기 초조(terminal agitation)'라고도 하며 공포와 환각이 나타나기도 한다(Heidrich & English, 2015). 섬망 증상을 회복하기 위해서 가능한 조기에 중재해야 한다. 드물게 최종 해결안으로 고식적 진정제를 투여하기도 한다(Kinzbrunner, Wright, Schlecter & Maluso-Bolton, 2011; BOX 11.4)

BOX 11.4

섬망중재

간호중재

- 치료적 환경 제공
- 음악치료 제공
- 가능한 범위의 활동 증진
- 원인 규명(예: 변비, 피로. 약물 반응, 저산소증, 통증 등)
- 억제대 사용 제한

약물치료

- 할로페리돌(haloperidol)

BOX 11.4

섬망중재(계속)

- 클로르프로마진(chlorpromazine)
- 리스페리돈(risperidone)
- 로라제팜(lorazepam)

출처: Heidrich & English(2015); Kinzbrunner, Wright, Schlecter & Maluso-Bolton(2011)

호흡곤란

호흡곤란(dyspnea)은 주관적인 숨 가쁨 경험이다. 특히 심장과 폐 질환을 비롯한 많은 질환이 호흡곤란을 초래하는데, 생의 말기에는 호흡곤란의 원인이 더 다양해진다. 예를 들어, 체액 불균형, 부동, 신경계 질환, 종양 등이 호흡곤란을 유발한다. 가능한 호흡곤란의 원인을 규명하고 교정한다. 근본적인 원인이 무엇이든 호흡곤란 완화는 생의 말기 안위를 도모하는 데 있어 절대적이다(BOX 11.5)

BOX 11.5

호흡곤란중재

간호중재

- 호흡곤란을 면밀하게 사정
- 호흡곤란 완화 및 악화 요인 규명
- 청색증 등의 관류장애 징후 사정
- 체위변경
- 환풍기 사용(혹은 환기)

약물치료

- 마약(경구 혹은 전신용)
- 기관지확장제(bronchodilators)
- 코르티코스테로이드(corticosteroids)
- 항불안제(anxiolytics)
- 산소(저산소증 환자에게 가장 이로움)

출처: Dudgeon(2015); Negron & McLnnis(2011)

오심과 구토

생의 말기에 항암화학요법, 신경계 질환, 종양 등에 의해 오심(nausea)과 구토(vomiting)가 유발될 수 있다. 환자는 오심과 구토로 인해 식욕부진, 불안, 불면, 통증으로 고통을 받기도 한다. 환자에 따라 흡인이 될 염려가 있다(BOX 11.6).

BOX 11.6

오심과 구토중재

간호중재

- 오심을 촉발하는 빛, 소음, 냄새를 줄이거나 제거
- 가능한 오심과 구토의 근본 원인 치료
- 변비와 분변매복 사정
- 소량의 음식을 자주 제공. 환자의 기호에 따라 음식 제공

약물치료

- 프로클로르페라진(prochlorperazine) 또는 클로르프로마진
- 메토클로프라미드(metoclopramide)
- 덱사메타손(dexamethasone)
- 할로페리돌(haloperidol)
- 하이드록시진(hydroxyzine)
- 스코폴라민(scopolamine)

출처: Chow, Cogan & Mun(2015); Kinzbrunner & McLnnis(2011).

통증

체성 통증(pain)은 생의 말기에 매우 흔한 증상으로 종종 질병과정과 연관된다. 통증은 환자와 가족을 모두 고통스럽게 한다. 호스피스 간호에서 통증은 즉시 치료해야 하는 유일한 응급상황으로 간주된다. 그러므로 통증에 대한 면밀한 사정이 필수적이다. 통증사정에는 환자에게 통증의 PQRST를 기술하도록 하는 것과 반응에 대한 적절한 해석이 포함된다(**그림 11.1**).

P: 완화(palliative) 촉진(provocative) 요인	**질문:** 무엇이 통증을 악화 혹은 완화시키는가? • 이 질문에 대한 환자의 답변은 간호사가 통증처방이 효과적인지 혹은 환자의 반응에 따라 수정해야 할지를 결정하는 데 도움이 된다.
Q: 통증의 특성(quality)	**질문:** 당신이 느끼는 통증을 어떻게 묘사할 수 있는가? • 환자가 통증을 묘사하기 위해 사용하는 단어는 환자가 경험하고 있는 통증의 유형을 간호사가 구별할 수 있게 해준다. • '신경성 통증'은 화끈거림, 저림, 충격파 같은, 쿡쿡 찌르는, 방사되는, 무딘, '핀과 바늘로 찌르는 듯한' 통증으로 묘사된다. • '내장성 통증'은 에이는, 뻗치는, 압박하는, 뒤틀리는, 깊은, 위치가 모호한 통증으로 묘사된다. • '체성 통증'은 전반적으로 둔하고, 쓰리고, 쿡쿡 거리는 통증으로 묘사된다.
R: 방사(radiation)	**질문:** 통증이 어느 한 부위에서 느껴지는가? 그 지점을 지적할 수 있는가? 통증부위가 이동하거나 방사되는가? • 이 질문에 대한 환자의 답변은 신경성 통증을 체성 통증이나 내장성 통증과 구별하는데 도움이 된다. • 부위가 명확한 통증은 일반적으로 체성 통증이다. 방사되는 통증은 대체로 신경성 통증이다. 내장성 통증은 부위가 명확하지 않다.
S: 심각성(severity)	**질문:** 1에서 10까지의 평정에서 통증이 얼마나 심한지 이야기해 줄 수 있는가? 1은 거의 통증이 느껴지지 않는 것을 의미하고, 10은 당신이 느낄 수 있는 가장 심한 통증을 의미한다. • 이 질문에 대한 환자의 답변은 현재 환자의 통증이 얼마나 강한지에 대한 시각적 지표를 제공한다.
T: 시기(timing)	**질문:** 통증이 어느 하루 중 특정 시간에 더 악화되거나 완화되는가? 언제 통증이 시작되는가? 얼마나 지속되는가? 통증으로 잠에서 깨어난 사례가 있는가? • 이 질문에 대한 환자의 답변은 통증이 근육피로, 관절염 혹은 부동에 의한 것인지를 구별할 수 있게 해준다. 또한 통증 완화중재의 적용시기를 계획하는데 유용하다.

그림 11-1 통증사정

일단 통증사정을 마치면 호스피스 간호사는 적정중재를 계획하고 실천하며 중재의 효과를 감시하고, 필요시 계획을 수정해야 한다(BOX 11.7).

BOX 11.7

통증중재

간호중재

- 안위를 도모하기 위한 체위변경
- 열요법 또는 냉요법 적용
- 명상/이완기술 교육
- 마사지

약물치료

- 아세트아미노펜(acetaminophen), 아스피린(aspirin), 이부프로펜(ibuprofen), 나프록센(naproxen), 콜린(choline), 마그네슘(magnesium), 인도메타신(indomethacin), 케토로락(ketorolac), 셀레콕시브(celecoxib) 등의 비마약성 진통제
- 모르핀(morphine), 펜타닐(fentanyl), 옥시코돈(oxycodone), 메타돈(methadone), 하이드로모르핀(hydromorphine), 옥시모르핀(oxymorphine)
- 항우울제, 항경련제, 코르티코스테로이드, 국소마취제 등의 보조제

출처: Friedman, Kinzbrunner, Weinred & Clark(2011); Palce(2015).

말기 분비물

'말기 울혈(terminal congestion)'이라고도 하는 임종기의 분비물(death rattle)은 생의 말기에 발생한다. 환자가 숨을 쉴 때 '시끄러운', '그렁그렁거리는' 소리가 들린다. 이 소리는 가족과 돌봄 제공자들을 고통스럽게 할 수 있다(Lokker, van Zuylen, van der Rijt & van der Heide, 2014; BOX 11.8).

BOX 11.8

말기 분비물중재

간호중재

- 체위변경
- 필요 시 구인두 흡인

약물치료

- 하이오스시아민(hyoscyamine)

BOX 11.8

말기 분비물중재(계속)

- 아트로핀(atropine)
- 글리코피롤레이트(glycopyrrolate)
- 스코폴라민(scopolamine)

출처: Dudgeon(2015); Kinzbrunner, Nguyen & Ash(211).

결론

생의 말기에 환자들은 예측 패턴을 따르지 않는 다양한 증상을 경험한다. 말기 환자 간호의 목표는 약물 중재와 비약물 중재를 통해 증상을 관리하여 안위를 증진하는 것이다. 간호사정과 중재는 죽음이 임박해질 때 생의 말기 간호의 질 영역에서 절대적으로 중요하다.

참고문헌

Adamis, D., Devaney, A., Shanahan, E., McCarthy, G., & Meagher, D. (2015). Defining "recovery" for delirium research: A systematic review. *Age and Aging, 44*(2), 318–321. doi:10.1093/ageing/afu152.

Chow, K., Cogan, D., & Mun, S. (2015). Nausea and vomiting. In B. R. Ferrell, N. Coyle, & J. A. Paice (Eds.), *Oxford textbook of palliative nursing* (pp. 176–190). New York, NY: Oxford University Press.

Dudgeon, D. (2015). Dyspnea, terminal secretions, and cough. In B. R. Ferrell, N. Coyle, & J. A. Paice (Eds.), *Oxford textbook of palliative nursing* (pp. 247–261). New York, NY: Oxford University Press.

Friedman, T. C., Kinzbrunner, B. M., Weinred, N. J., & Clark, M. (2011). Dyspnea and other respiratory symptoms. In B. M. Kinzbrunner & J. S. Policzer (Eds.), *End-of-life care: A practical guide* (pp. 191–210). New York, NY: McGraw-Hill.

Heidrich, D. E., & English, N. K. (2015). Delirium, confusion, agitation, and restlessness. In B. R. Ferrell, N. Coyle, & J. A. Paice (Eds.), *Oxford textbook of palliative nursing* (pp. 385–403). New York, NY: Oxford University Press.

Hellsten, M. B., & Berg, S. (2015). Symptom management in pediatric palliative care. In B. R. Ferrell, N. Coyle, & J. A. Paice (Eds.), *Oxford textbook of palliative nursing* (pp. 837–850). New York, NY: Oxford University Press.

Kinzbrunner, B. M., & McInnis, E. A. (2011). Gastrointestinal symptoms near the end of life. In B. M. Kinzbrunner & J. S. Policzer (Eds.), *End-of-life care: A practical guide* (pp. 211–241). New York, NY: McGraw-Hill.

Kinzbrunner, B. M., Nguyen, V. D., & Ash, J. M. (2011). The last days: The actively dying patient. In B. M. Kinzbrunner & J. S. Policzer (Eds.), *End−of-life care: A practical guide* (pp. 309–330). New York, NY: McGraw-Hill.

Kinzbrunner, B. M., & Wright, J. B. (2011). Other common symptoms near the end of life. In B. M. Kinzbrunner & J. S. Policzer (Eds.), *End-of-life care: A practical guide* (pp. 331–347). New York, NY: McGraw-Hill.

Kinzbrunner, B. M., Wright, J. B., Schlecter, B., & Maluso-Bolton, T. (2011). Delirium, depression, and anxiety. In B. M. Kinzbrunner & J. S. Policzer (Eds.), *End-of-life care: A practical guide* (pp. 261–282). New York, NY: McGraw-Hill.

Lokker, M. E., van Zuylen, L., van der Rijt, C. C. D., & van der Heide, A. (2014). Prevalence, impact, & treatment of death rattle: A systematic review. *Journal of Pain & Symptom Management, 47*(1), 105–122. Retrieved from http://www.jpsmjournal.com

Negron, F. J., & McInnis, E. A. (2011). Dyspnea and other respiratory symptoms. In B. M. Kinzbrunner & J. S. Policzer (Eds.), *End-of-life care: A practical guide* (pp. 191–210). New York, NY: McGraw-Hill.

Paice, J. A. (2015). Pain at the end of life. In B. R. Ferrell, N. Coyle, & J. A. Paice (Eds.), *Oxford textbook of palliative nursing* (pp. 135–153). New York, NY: Oxford University Press.

12

가족과 돌봄자 지지

Supporting Family Members and Caregivers

사랑하는 사람을 잃는다는 것은 인생에서 가장 힘든 경험 중 하나이다. 가족구성원은 항상 일차 돌봄자로 봉사하지만 죽어가는 과정에서 일어나는 증상에 대해 준비가 되어 있지 않고, 또한 사랑하는 사람을 잃는다는 감정적인 부담에 대처할 준비가 되어 있지 않다. 이 장은 이러한 가족구성원의 요구에 대해 설명하고자 한다.

학습목표

- 가족들이 임종에 가까웠을 때의 징후에 대해 알 수 있도록 돕는다.
- 임종에 가까운 환자 가족의 교육적 요구를 결정한다.
- 임종에 가까운 환자의 가족에게 지지적 중재를 설명할 수 있다.

생의 마지막 날이나 마지막 시간에, 환자는 임종에 가까웠음을 암시하는 신체적 · 심리적 · 영적 변화를 경험하게 된다. 이러한 변화는 자주 사정해야 하고 규칙적으로 기록해야 한다. 임종에 가까울 때의 징후는 다음을 포함한다.

- 음식과 수분섭취에 대한 욕구 감소
- 무반응으로 연결되는 수면의 증가
- 혼동
- 사지 청색증
- 마지막 분비물
- 이미 돌아가신 사랑하는 사람에 대한 환시나 꿈

(Kehl & Kowalkowski, 2012; Kerr et al., 2014)

핵심

죽어가는 과정에서 가족에게 무엇을 기대해야 하는지를 교육할 때, 서면 자료나 온라인 자료를 제공하는 것이 도움이 되는 경우가 많다. 우수한 자료는 www.celtichealthcare.com/wp-content/uploads/2013/12/Hospice-Preparing-for-Approaching-Death.odf.에서 확인가능하다.

임종환자를 돌보고 있는 가족들은 종종 지지와 임종이 임박한 징후에 대한 교육이 필요하다. 식욕저하나 수면 증가와 같은 흔한 증상은 가족을 매우 당황하게 만들 수 있다. 또한 가족과 환자가 호스피스 돌봄 병동에 머물기 때문에 간호사들은 이러한 변화가 발생되었을 때 명확하게 설명하여야 하고, 그 의미에 대해 가족에게 교육하여야 한다.

환자가 괴로운 증상을 경험할 때 돌봄자는 이러한 상황에 긴장하게 된다. 이러한 변화에 대한 돌봄자의 반응은 주의깊게 사정되어야 하고 해결되어야 한다. 가족 돌봄자들이 괴로워하는 대부분의 증상은 다음을 포함한다(Ratkowski, Washington, Craig & Albright, 2015).

- 통증
- 식욕 상실
- 체중 감소
- 근심
- 슬픔
- 불안정
- 불면증

임종을 앞둔 사랑하는 사람을 하루 종일 돌보는 것은 돌봄자가 종종 증상을 사정하고 관리하며 돌봄을 제공하는 것에 숙달되어 있지 않기 때문에 어려움을 겪게 된다. 사랑하는 사람의 임종에 직면하면서 신체적인 돌봄을 제공할 때, 돌봄자는 불확실성과 슬픔을 경험하게 될 것이다(D'Antonio, 2014).

Cleveland Clinic Foundation(2012)에 따르면, 돌봄자의 피로징후는 최소의 우울증일 수 있고, 다음 사항을 포함한다.

- 사회적 위축
- 식욕의 변화
- 절망감과 무력감
- 불안정
- 잦은 질병
- 스스로 혹은 타인을 해하길 원하는 감정

만일 돌봄자에게 돌봄자 피로/돌봄자 소진의 증상이 나타나면 호스피스 간호사는 학제 간 팀, 특히 사회복지사와 종교인을 포함하여 전체 멤버와 함께 밀접하게 일을 진행하여 적절한 지지에 대한 규정을 계획하여야 한다.

Cloyes 등(2014)은 최근 연구에서 돌봄자들은 호스피스 간호사가 다음과 같았을 때 많은 지지를 받는 느낌을 갖는다고 하였다.

- 돌봄자 역할의 우위 확인
- 지속적인 호스피스 서비스, 특정 기술이나 중재 그리고 학제 간 팀의 역할에 대한 정확하고 유용한 정보 제공
- 돌봄자와의 신뢰관계 구축
- 환자가 선호하는 것과 환자 상태에 대한 돌봄자의 지식을 존중하는 모습

환자와 돌봄자를 적극적으로 지원하고 학제 간 팀과 긴밀히 협력하는 것 외에도 호스피스 간호사는 돌봄자에게 활력을 불어 넣을 수 있는 시간을 제공하기 위한 위탁 간호가 적절한지 여부를 결정해야 한다. 일부 가족들은 돌봄제공에 대한 자신들의 부양부담을 감소하기 위해 개인적으로 비용을 지불하여 돌봄자를 고용하는 것을 고려하기도 한다. 다른 병동에서와 마찬가지로 호스피스 간호사는 돌봄 스트레스가 학대로 이어지고 있다고 의심될 경우, 반드시 적절한 조치를 취해야 한다.

결론

죽음이 임박해 있는 사랑하는 사람을 돌보는 사람들은 빠르게 변화하는 증상과 적절한 중재에 대한 정확한 정보가 필요하다. 사랑하는 사람을 위한 지속적인 돌봄 제공에 대한 정서적 · 신체적 고통은 돌봄자의 피곤이나 소진을 초래할 수 있다. 호스피스 간호사는 환자와 가족을 하나의 단위로 돌보고 가족 돌봄자의 지원 요구를 사정하고 적절한 지원 조치를 시행하기 위해 학제 간 팀과 긴밀히 협력해야 한다.

참고문헌

The Cleveland Clinic Foundation. (2012). Caregiving: Recognizing burnout. Retrieved from http://my.clevelandclinic.org/health/diseases_conditions/hic_Alzheimers_and_Dementia_Overview/hic_Alzheimers_Disease_The_Role_of_the_Caregiver/hic_Caregiving_Recognizing_Burnout

Cloyes, K. G., Carpenter, J. G., Berry, P. H., Reblin, M., Clayton, M., & Ellington, L. (2014). "A true human interaction": Comparison of family caregiver and hospice nurse perspectives on needs of family hospice caregivers. *Journal of Hospice & Palliative Nursing, 16*(5), 282–290. doi:10.1097/NJH.0000000000000066

D'Antonio, J. (2014). Caregiver grief and anticipatory mourning. *Journal of Hospice & Palliative Nursing, 16*(2), 99–104. doi:10.1097/NJH.0000000000000027

Kehl, K., & Kowalkowski, J. A. (2012). A systematic review of the prevalence of signs of impending death and symptoms in the last 2 weeks of life. *American Journal of Hospice & Palliative Medicine, 30*(6), 601–616. doi:10.1177/1049909112468222

Kerr, C. W., Donnelly, J. P., Wright, S. T. Kuszczak, S. M., Banas, A., Grant, P. C., & Luczkiewicz, D. L. (2014). End-of-life dreams and visions: A longitudinal study of hospice patients' experiences. *Journal of Palliative Medicine, 17*(3), 296–303. doi:10.1089/jpm.2013.0371

Ratkowski, K. L., Washington, K. T., Craig, K. W., & Albright, D. L. (2015). The stress of sadness: The most stressful symptoms for hospice family caregivers. *American Journal of Hospice & Palliative Care, 32*(7), 745–749. doi:10.1177/1049909114540034

13

비통과 사별에 대한 이해

Understanding Grief and Bereavement

비통은 사랑하는 사람이 아픈 동안에 반복적으로 일어난다. 병이 더 악화되면서, 가족구성원이나 간호제공자들은 죽음의 대면에 점점 가까워지게 된다. 호스피스 간호사들은 비통이 반복해서 나타나므로 정서적인 지지를 제공한다. 특히 사회복지사나 종교인과 같은 학제 간 팀의 구성원들은 가족들이 비통해 할 때 필요한 귀중한 지지를 제공한다. 간호사의 비통 사정은 다음과 같은 점을 포함해야 한다.

학습목표

- 지지를 제공할 수 있는 자원들을 정의한다.
- 강인함과 편안함을 제공해주는 자원들을 논의한다.
- 과거 해당 가족이 상실과 어려움에 어떻게 직면했는지를 설명한다.

핵심

종종 '비통'과 '사별'은 서로 교환이 가능한 용어로 사용되지만, 서로의 의미는 다르다. 옥스퍼드영어사전(2016)에는 다음과 같이 구분되어 있다.

비통: 어려움, 고통, 다치다, 해로운, 정신적 통증, 불쾌 또는 슬픔

사별: 어떤 사람과 사별하거나 사라지게 된 상황이나 사실

비통을 지지하는 중재는 다음 사항들을 포함한다(Eakes & Hainsworth, 1998).

- 적극적인 경청
- 치료적 동참과 침묵
- 치료적 접촉
- 비통과 대처에 관한 정확한 정보 제공

사별계획과 추후조치

호스피스 간호사는 사랑하는 사람의 상실에 대한 준비에 가족구성원들의 적극적인 참여를 유도하기 위해 사회복지사 그리고 종교인과 함께 일한다. 사랑하는 사람의 옷가지로 퀼트를 만들고, 사랑하는 사람 손의 석고모형을 만들고 또는 사랑하는 사람에 대한 스크랩북을 만드는 것과 같은 일을 촉진하는 것이 도움이 될 것이다. 사별은 다음과 같은 현상을 포함한다(Eakes & Hainsworth, 1998; Hogan, Greenfield & Schmidt, 2001; Parkes, 1971, 1998; Wright, 2016).

- 때로는 아주 강렬한 슬픔의 파도가 밀려옴
- 사망 상황에 대한 그리고 사망자에 대한, 괴로운 생각
- 식욕상실, 불면증으로 인한 피로감, 구역질, 신체적 통증과 같은 증상

간호사는 다음과 같은 말을 피해야 한다. 좋은 의미지만 해로운 영향을 미치기 때문이다(Wright, 2016).

- "신은 당신의 능력보다 더 많은 것을 주지 않을 것이다."
- "모든 것에는 이유가 있다."
- "좋았던 순간들을 생각하도록 노력해라."

핵심

메디케어-메디케이드 서비스센터(Centers for Medicare & Medicaid Services, 2015)에 따르면, 메디케어가 인증한 호스피스는 반드시 환자의 사망 후 1년 동안 사별상담을 제공해야 한다.

호스피스 간호사가 사별상담을 위해 통화를 하거나 방문을 할 때, 상담 내용을 자세하게 기록하여야 한다. 호스피스 간호사는 복잡한 비통의 징후들을 알고 있어야 하며, 대처에 문제가 있다는 징후가 나타나면, 바로 학제 간 팀에 보고하여야 하고, 이들의 치료계획이 알맞게 수정되어야 한다. 문제가 있다는 적신호는 아래 사항들을 포함한다.

- 일상적인 활동을 수행하지 못하는 상황의 지속
- 망자에 대한 과도한 집착
- 사망하였다는 사실을 수용하지 못하거나 사망사실을 계속 부정
- 자신이나 다른 사람을 해치려는 생각

결론

호스피스 간호사는 말기환자를 간호할 때, 사별한 가족 그리고 그들의 비통과 자주 대면하게 된다. 이 장에서는 지지중재를 어떻게 하여야 하는지에 대한 틀을 제공해주는 비통모델과 이론들을 개괄적으로 설명하였다. 또한 구체적인 간호중재를 제시하였으며, 의뢰할 때 필요한 점검사항도 제시하였다.

참고문헌

Centers for Medicare & Medicaid Services. (2015). Medicare benefit policy manual. Retrieved from https://www.cms.gov/Regulations-and-Guidance/Guidance/Manuals/downloads/bp102c09.pdf

Eakes, G. G., Burke, M. L., & Hainsworth, M. A. (1998). Middle-range theory of chronic sorrow. Image: *The Journal of Nursing Scholarship, 30*(2), 179–184. Retrieved from http://onlinelibrary.wiley.com/journal/10.1111/(ISSN) 1547-5069

Hogan, N. S., & DeSantis, L. (1996). Basic constructs of a theory of adolescent sibling bereavement. In D. Klass, P. Silverman, & S. Nickman (Eds.), *Continuing bonds: New understandings of grief* (pp. 235–254). Washington, DC: Taylor & Francis.

Hogan, N. S., Greenfield, D. B., & Schmidt, L. A. (2001). Development and validation of the Hogan grief reaction checklist. *Death Studies, 25*(1), 1–32. Retrieved from http://www.tandfonline.com/loi/udst20#.V5urevkrJD8

Horowitz, M. J., Siegel, B., Holen, A., Bonanno, G. A., Milbrath, C., & Stinson, C. H. (2003). Diagnostic criteria for complicated grief disorders. *Focus: The Journal of Lifelong Learning in Psychiatry, 1*, 290–298. doi:10.1176/foc.1.3.290

Oxford English Dictionary. (2016). Bereavement. Retrieved from http://www.oed.com

Parkes, C. M. (1971). *Bereavement: Studies of grief in adult life* (1st ed.). Madison, CT: International Universities Press.

Parkes, C. M. (1998). *Bereavement: Studies of grief in adult life* (3rd ed.). Madison, CT: International Universities Press.

Prigerson, H. G., Bierhals, A. J., Kasl, S. V., Reynolds, C. F., III, Shear, M. K., Newsom, J. T., & Jacobs, S. (1996). Complicated grief as a disorder distinct from bereavement-related depression and anxiety: A replication study. *American Journal of Psychiatry, 153*, 1484–1486. doi:10.1176/ajp.153.11.1484

Shear, M. K. (2015). Complicated grief. *New England Journal of Medicine, 372*, 153–160. doi:10.1056/NEJMcp1315618

Silverman, P. R., Nickman, S. L., & Worden, J. W. (1992). Detachment revisited: The child's reconstruction of a dead parent. *American Journal of Orthopsychiatry, 62*(4), 494–503. Retrieved from http://www.apa.org/pubs/journals/ort

Worden, J. W. (1991). *Grief counselling and grief therapy: A handbook for the mental health practitioner* (2nd ed.). New York, NY: Routledge.

Wright, P. M. (2016). The pushing on theory of maternal perinatal bereavement. In B. P. Black, P. M. Wright, & R. Limbo (Eds.), *Perinatal and pediatric bereavement in nursing and other health professions* (pp. 71–91). New York, NY: Springer Publishing.

IV

호스피스 돌봄의 질 보장

Ensuring Quality Care in Hospice

14

호스피스 질 정의

Defining Quality in Hospice

지난 수십 년 동안 미국의 호스피스 돌봄은 빠르게 진화되어 왔다. 죽음 돌봄을 향상시키기 위한 풀뿌리운동(grass-roots movement)으로 시작된 것이 곧 최상의 실무로 부상하여 점차 단일화되었으며, 돌봄의 표준화는 규범이 되었다. 또한 다양한 계획은 호스피스와 완화돌봄의 필수요소에 대한 기틀을 마련하였다. 이는 나중에 신뢰할 만한 질적 측정을 위한 기지가 되었다.

학습목표

- 생의 말기 돌봄에서의 질적 계획의 발전을 논의한다.
- 호스피스 환경에서의 돌봄의 질을 정의한다.
- 호스피스 돌봄을 위한 질적 지표를 규명한다.

질 정의

미국 의학연구소(Institute of Medicine, IOM)는 돌봄의 질을 개인이나 대중을 위한 건강 서비스에 대한 등급으로 정의하였다(IOM, 2001). 그 다음 의학연구소는 21세기 질적 돌봄(quality care)을 위한 목표를 설정하였다. 여기에는 아래 내용이 반드시 언급되어야 한다.

- 안전
- 효과적
- 환자중심
- 시기적절
- 효율성
- 공평

의학연구소(IOM, 2001)가 개발한 목표는 모든 상황에서 건강전문가를 위한 활동 요청으로 제공되었다. 호스피스와 완화 돌봄에 있어서는 고품격 생의 말기 돌봄 제공에 관한 보고서 양도로 이어지는 국가여론합의 프로젝트(National Consensus Project, NCP)가 진행 중이었다.

핵심

'전반적인 생의 말기 돌봄의 경험은 가장 가까이에서 이를 제공한 가족이나 가까운 친구에게 설문지를 통해 주로 사후에 평가된다.'(Merriman, 2011, p.106).

생의 말기 프로토콜

2001년, 국가여론합의 프로젝트는 호스피스와 완화 돌봄 분야의 가이드라인 수립뿐만 아니라, 이를 정의하는 데 헌신한 학제 간 완화 돌봄 전문가 그룹에 의해 채택되었다. 2004년에 이 그룹은 질적 완화 돌봄을 위한 임상실무 가이드라인을 출시하였다. 임상실무 가이드라인에 규명된 완화 돌봄의 8개 분야는 다음과 같다(Dahlin, 2013).

1. **돌봄의 구조와 과정:** 학제 간 팀의 구성과 자격을 기술하고 팀은 환자와 가족들과 어떻게 협동해야 하는지를 정의한다.
2. **돌봄의 신체적인 면:** 통증, 피로, 불안, 그 외 기타 신체적 증상에 대한 관리를 강조한다.
3. **돌봄의 심리적, 정신적인 면:** 환자와 가족의 심리사회적 요구의 사정을 정의한다. 사별 지원에 대한 요건도 이 영역에 포함한다.
4. **돌봄의 사회적인 면:** 가족 스트레스를 완화시키는 영향력 있는 가족 견고성과 사회적 지지 기전에 초점을 맞춘다.
5. **돌봄의 영적 · 종교적 · 존재적인 면:** 영적 · 존재적 디스트레스를 인식하고 이야기하는 면에서 모든 학제 간 팀원들, 특히 종교인의 역할을 강조한다.
6. **돌봄의 문화적인 면:** 문화적 역량을 기술하고 문화적으로 세심함을 제공하기 위한 과정을 규명한다.
7. **생의 말기에서의 환자 돌봄:** 환자와 가족을 위한 다양한 학제 간 생의 말기 돌봄 제공의 중요성을 강조한다. 죽음의 과정을 통하여 환자와 가족을 교육하고 안내하는 것이 여기에 포함된다.
8. **돌봄의 윤리적 · 법적인 면:** 돌봄의 향후 돌봄 계획, 윤리, 법적인 면을 다룬다. 생의 말기 대화를 꺼내는데 있어서 그리고 환자들의 선호도를 기록하는 데 있어서 학제 간 팀의 역할이 강조된다. 윤리위원회와의 협의와 법적 자문 역시 역점을 두어야 할 부분이다.

국가여론합의 프로젝트 보고서는 양질의 생의 말기 돌봄을 수반한 최초의 일관된 설명을 제공한다. 임상실무 가이드라인(The Clinical Practice Guidelines)은 2006년에 국가질향상포럼(National Quality Forum, NQF)에 의해 이 탁월한 업적을 보증받았다. 임상실무 가이드라인은 다양한 실무 상황에서 고품질, 단일화, 생의 말기 돌봄의 제공을 뒷받침하며 많은 호스피스와 완화 돌봄의 계기와 가이드라인을 위한 토대로서 기여하였다.

호스피스 가이드라인의 개발

2006년, 국가질향상포럼은 「A National Framework and Preferred Practices for Palliative and Hospice Care Quality: A Consensus Report」를 개발하였다. 이것은 의학연구소가 정한 돌봄의 여섯 분야에 걸친 생의 말기 돌봄을 증진시키기 위한 노력의 가이드라인에 기초한 것이다. 이 보고서는 '이용(소비)자, 구매자, 건강 돌봄 전문가들이 정보제공 결정을 하고 돌봄의 질을 향상시키는 데에 필수 자료를 제공할 미래의 신분 · 조직 · 국가적 자원 합의 표준을 위한 지지구조를 제공'하는 노력 면에서 호스피스와 완화 돌봄 프로그램을 위한 38개의 선호하는 실무의 개요이다(NOF, 2006).

핵심

품질 측정은 건강 돌봄 제공자의 책임보장을 지원한다(Merriman, 2011).

호스피스 기관에서 선호하는 실무에 의해 돌봄이 제공되었는지 여부를 파악하기 위해 자료를 모으는 것은 구체적 자료를 이용하여 환자, 가족, 건강 돌봄 전문가들이 호스피스 서비스의 효율성을 모니터하는 것을 돕는다. 국가질향상포럼(NQF, 2006)은 의미 있어야 하며 자료는 반드시 환자와 가족의 측면에서, 조직이나 프로그램 면에서 그리고 시스템 면에서 수집되어야 하며 특수 성과와 반드시 연관되어야 함을 명기하였다. 호스피스와 완화 돌봄의 성과는 다음과 같다(NQF, 2006).

- 국가질향상포럼에서 확인된 질의 목표와 일치하여야 한다.
- 국가질향상포럼에서 확인된 질적 목표에 효율적이어야 한다,
- 생의 말기 환경에 직면한 가족과 환자들의 특징적인 요구를 다루어야 한다.

성과 측정

자료만으로는 호스피스 전문가들이 어떤 돌봄이 효과적인지 알 수는 없다. 대신, 특정 호스피스 자료를 다른 자료와 비교함으로써 가장 좋은 실무를 판단할 수 있고 벤치마크할 수 있게 한다. 모니터가 필요한 돌봄의 각 부분은 아주 정확하게 정의되고 측정가능하여야 한다. 질적 측정은 어떤 측정 돌봄을 계량화할 수 있도록 정확하게 기술되어야 한다. 2012년에 국가질향상포럼은 다음과 같은 14개의 질 측정 인증을 하였다(NQF, 2012).

- 통증 스크리닝
- 통증 사정
- 장관치료를 받고 있는 환자 중 마약치료도 받고 있는 사람
- 진행된 암 환자가 외래에서 통증평가가 필요한 경우
- 호흡곤란 치료
- 호흡곤란 스크리닝
- 중환자실 입원환자 중 선호하는 치료가 기록된 환자

- 선호하는 치료
- 호스피스 환자 중 영성 또는 종교적인 상의가 임상기록에 남아 있는 환자와 또는 환자나 환자 보호자가 상의를 원치 않음이 명시되어 있는 경우
- 편안한 죽음
- 삽입형 제세동기가 삽입되기는 하였으나 전원이 작동하지 않은 상태에서 돌연사를 한 입원환자
- 호스피스 돌봄을 받고 있는 가족의 평가
- 돌봄–생의 말기에 관한 소비자의 평가와 보고
- 사별가족 설문조사

국가질향상포럼이 보증하는 측정은 호스피스와 완화 돌봄의 질 지표 개발을 위한 플랫폼을 제공한다. 이는 2010년에 환자보호 및 부담적정보험법(Patient Protection and Affordable Care Act, ACA)이 호스피스를 위한 자료 수집을 위임하였기 때문에 중요하다. 돌봄의 여러 핵심 분야가 지금은 일상적으로 모니터되고 있으며, 이 자료는 질 감시와 벤치마킹 그리고 국가 전체에 걸쳐 지역별 · 업체별 비교에 사용할 수 있다.

질문: 어디에서 Hospice Quality Reporting Training에 관한 정보를 얻을 수 있는가?

답변: 제공자를 위한 자료와 기타 자원들이 있는 다음 사이트를 방문하면 유용한 정보를 볼 수 있다. https://www.cms.gov/Medicare/Quality-Initiatives-Patient-Assessment-Instruments/Hospice-Quality-Reporting/Hospice-Quality-Reporting-Training.html

결론

지난 15년 동안 생의 말기 돌봄의 본질은 더욱 명료하게 정의되어 왔으며, 호스피스 완화 돌봄의 관점은 규명되어지고 있다. 각 관점에 관련된 돌봄의 목표는 연계되어 있으며 성과와 우선 실무 개발을 이끌어왔다. 또한 성과 측정은 개발되고 있으며 성과 모니터링은 이제 메디 케어에 위임되었다.

참고문헌

Dahlin, C. (Ed.). (2013). *Clinical practice guidelines for quality palliative care* (3rd ed.). Pittsburgh, PA: National Consensus Project for Quality Palliative Care. Retrieved from http://www.nationalconsensusproject.org/NCP_Clinical Practice_Guidelines_3rd_Edition.pdf

Dahlin, C. M. (2015). National consensus project for quality palliative care: Promoting excellence in palliative nursing. In B. R. Ferrell, N. Coyle, & J. A. Paice (Eds.), *Oxford textbook of palliative nursing* (pp. 11–19). New York, NY: Oxford University Press.

Institute of Medicine. (2001). *Crossing the quality chasm: A new health system for the 21st century*. Washington, DC: National Academy Press. Retrieved from http://books.nap.edu/openbook.php?record_id=10027

Merriman, M. P. (2011). Measuring outcomes and quality of life. In B. M. Kinzbrunner & J. S. Policzer (Eds.), *End-of-life care: A practical guide* (pp. 103–119). New York, NY: McGraw-Hill.

National Quality Forum. (2006). A national framework and preferred practices for palliative and hospice care quality: A consensus report. Retrieved from http://www.qualityforum.org/publications/2006 /12/A National_Framework_and_Preferred_Practices_for_Palliative_and Hospice_Care_Quality.aspx

National Quality Forum. (2012). NQF endorses palliative and end-of-life care measures. Retrieved from http://www.qualityforum.org/News_And_Resources/Press_Releases/2012/NQF_Endorses_Palliative_and_End-of-Life_Care_Measures.aspx

15

질 감시

Monitoring Quality

오늘날 제3의 의료비용 지불자들은 자신들이 비용을 지불하고 있는 돌봄이 최고의 질을 보장하고 있는지 여부에 관심을 쏟는다. 생의 말기 돌봄 시설에서 돌봄의 질을 어떻게 측정하는지를 규명하기 위해 많은 연구가 이루어지고 있다. 이 장에서는 이러한 연구들과 질 평가에 대하여 논의하고자 한다.

학습목표

- 호스피스 보고서의 구성을 정의한다.
- 질 향상과 수행증진 계획(QAPI)을 논의한다.
- 수집해야 하는 호스피스 아이템 세트(HIS)의 핵심 국면을 확인한다.

핵심 Fast Facts in a Nutshell

질 개선기구(Quality Improvement Organizations, QIOs)는 메디케어 및 메디케이드 서비스센터(Center for Medicine & Medicaid Service, CMS)의 지휘 하에 건강보험과 의료보장 서비스 수혜자들이 고도의 질 높은 간호를 지속적으로 받을 수 있도록 돕는 업무를 담당한다. 각 주정부의 QIOs는 www.qualitynet.org에 방문하여 'Quality Improvement' 탭, 'QIO Directories', 'Quality Innovation Network'순으로 접속한다.

보고 요건

2009년 이래, 건강보험 인증을 받은 모든 호스피스 프로그램에서 건강보험비용 급여자격을 유지하기 위해서 호스피스 질 보고 프로그램의 한 영역으로 질 향상과 수행증진계획(Quality Assessment and Performance Improvement, QAPI)을 개발하도록 요구하고 있다. 특별한 기준을 요구하는 것이 아닌 각 호스피스기관에서 해당 기관의 필요 요건을 충족하는 질 향상과 수행증진계획을 자체 개발하도록 요구해왔다(NHPCO, 2009).

그러나 2010년 환자보호 및 부담적정보험법(Patient Protection and Affordable Care Act, ACA)이 통과되면서 호스피스 규정이 변경되기 시작하였다. 이 규정에 새로운 질 보고 영역이 포함되어 있었으나 수년간(2014년까지) 이 규정의 효력을 발휘하지 않으면서 각 기관이 개발한 질 향상과 수행증진계획을 새로운 규정에 맞추도록 유예기간을 허용하였다. 2014 회계연도부터 호스피스는 메디케어 및 메디케이드 서비스센터에서 참여조건(Condition of Participation, CoP)으로 규정한 질 측정기준을 준수하도록 요구받고 있다. 그 측정기준은 다음과 같다.

- 국가질향상포럼(National Quality Form, NQF)-승인된 통증관리

관련 측정: 특히, 호스피스는 입소 시점에 통증을 호소한 환자와 입소 48시간 내에 통증이 수용할만한 수준에 도달한 환자의 백분율을 보고할 의무가 있다.

- 국가질향상포럼에서 승인하지 않는 구조적 측정: 호스피스 기관은 증상관리, 환자 안전 또는 환자와 가족의 목표에 대한 기록문서 등의 3가지 질 관련 지표를 선택하도록 요구받는다.

핵심 Fast Facts in a Nutshell

메디케어 및 메디케이드 서비스센터에 따르면, 요구 자료를 충족하지 못하면 해당 회계연도 소비자 물가 상승에서 2%를 삭감한다.

최근 수년 내에 이루어질 2차 구조평가에서는 환자관리에 관한 특정 지표들 대신 호스피스 기관이 평가에 포함할 환자관리 영역을 선택하도록 허용하게 될 것이다. 이 호스피스 아이템 세트는 입소환자의 특성이나 기관의 소재 지역을 불문하고 모든 호스피스 기관이 동일한 자료를 수집하고 준수하도록 하기 위해 개발되었다. 이 접근은 호스피스 기관 간의 차이를 비교할 수 있게 한다. 호스피스 아이템 세트는 국가질향상포럼에서 승인한 6가지 측정 기준 준수를 결정하거나 수정된 국가질향상포럼 평가 중 한 가지를 준수할 것을 지정하기도 한다.

- 통증 선별
- 통증 평가
- 장 치료제의 일환으로 마약성 진통제를 복용하는 환자
- 호흡곤란 선별
- 호흡곤란 치료
- 치료 선호도
- 신념/가치에 맞춤

호스피스 아이템 세트를 위해 수집하는 자료는 직접적인 환자 사정에 대한 평가 자료가 아니다. 이 자료는 환자의 기록을 검토하여 찾아내는 것이다. 그러므로 질 높은 간호를 지속적으로 제공하였음을 증명하는 데 있어서 이 영역에 대한 기록을 포함하는 것이 중요하다.

질문: 호스피스 보고 요건과 참여조건에 관한 추가 정보는 어디에서 구할 수 있는가?

답변: www.federalreister.gov에 접속하여 검색란에 'hospice'를 기입한다. Hospice Wage Index and Payment Rate Update and Hospice Quality Reporting Requirements에서 가장 최신 버전을 클릭한다.

호스피스 이용자의 건강관리 제공자와 건강관리 체계에 대한 사정

2015년에 호스피스 아이템 세트 자료 수집과 더불어 건강보험 승인(Medicare-certified)을 받은 호스피스는 제3의 CAHPS(Hospice Comsumer Assessment of Healthcare Providers and System) 이용자와의 접촉을 위임받았다. 2년 동안 이용자들이 자료를 수집하게 될 것이며, 이 자료는 Hospice CAHPS FData Warehouse에 보관된다. 이 기간 이후 2018 회계연도부터 이용자들이 이 조사를 실시하고, 그 결과를 CMS에 직접 보고할 것이다. 2018년도부터는 이 자료를 공식적으로 구할 수 있다. CAHPS의 실행과 더불어 호스피스 돌봄에 대한 가족의 평가(Family Evaluation of Hospice Care, FEHC)는 더 이상 사용되지 않는다(Deyta Analytics, 2015).

핵심

벤치마킹은 '실행에 대한 표준지표들을 비교 평가하는' 과정이다(Ettorchi-Tardy, Levif & Michel, 2012, p. e106).

내부자료 수집과 질 확보

제3의 의료비용 지불자가 요구하는 평가자료 수집과 아울러 기관에서 내부 프로토콜과 정책의 효율성을 감시하는데 도움이 되는 중요한 지표를 선택할 것을 요구하기도 한다. 이 경우 해당 기관이나 그 기관의 고용인, 환자와 가족에게 중요한 영역을 반영하는 지표를 선택해야 한다.

호스피스기관 간의 그리고 해당 기관 내 관리의 질을 비교할 목적으로 건강보험에서 선택하고 국가질향상포럼에서 승인한 지표에 관한 자료들이 내적인 질 관리 감시에 유용하지 않을 수도 있다(Dy et al., 2015). 기관에서는 임상과 관련성이 있고 내적인 벤치마킹을 추진할 수 있는 부가적인 지표를 선택하기를 원할 수 있다.

Dy 등(2015)은 호스피스와 완화의료기관에 유용한 내부 측정평가를 규명하기 위한 Measuring What Matter(MWM) 프로젝트를 진행하였다. 75가지의 1차 지표를 추출하고, 이 중 임상과 관련성이 높은 10개의 지표를 발견하였다.

- 포괄적 건강사정
- 신체 증상의 선별
- 통증 치료
- 호흡곤란 감별과 관리
- 정서적 · 심리적 요구에 대한 논의
- 영적 · 종교적 관심에 대한 논의
- 법정 대리인의 기록
- 치료 선호도
- 기록지 상 선호하는 간호에 부합하는 간호의 일관성
- 환자/가족의 간호에 대한 전반적인 평가

Dy 등(2015)은 기록 감시를 통해 이 지표들을 측정할 수 있는 구체적인 도구를 제시하였다.

결론

호스피스 충족 요건의 보고는 내부 측정과 외부 측정을 포함한다. 구체적 질 지표에는 통증과 증상관리 등의 환자 요소와 환자의 가족이 호스피스 관리 전반에 걸쳐 얼마나 잘 지지를 받았는가와 같은 자료가 포함된다. 지속적 질 감시는 개별 호스피스 기관과 지역과 국가 전반에 걸쳐 질 높은 관리를 확보하기 위한 필수장치이다.

참고문헌

Centers for Medicare & Medicaid Services. (2011). Hospice wage index for Fiscal Year 2012: Final rule. Retrieved from https://www.gpo.gov/fdsys/pkg/FR-2011-08-04/pdf/2011-19488.pdf

Centers for Medicare & Medicaid Services. (2015). Hospice payment system. Retrieved from https://www.cms.gov/Outreach-and-Education/Medicare-Learning-Network-MLN/MLNProducts/downloads/hospice_ pay_sys_fs.pdf

Deyta Analytics. (2015). Hospice CAHPS frequently asked questions. Retrieved from http://www.deyta.com/education-resources/hospice-cahps-frequently-asked-questions

Dy, S. M., Kiley, K. B., Ast, K., Lupu, D., Norton, S. A., McMillan, S. C., . . . & Casarett, D. J. (2015). Measuring what matters: Top-ranked quality indicators for hospice and palliative care from the American Academy of Hospice and Palliative Medicine and Hospice and Palliative Nurses Association. *Journal of Pain and Symptom Management, 49*(4), 773–781. doi: 10.1016/j.jpainsymman.2015.01.012

Ettorchi-Tardy, A., Levif, M., & Michel, P. (2012). Benchmarking: A method for continuous quality improvement in health. *Healthcare Policy, 7*(4), e101–e119. Retrieved from http://www.ncbi.nlm.nih.gov/pmc/articles/PMC 3359088

National Hospice and Palliative Care Organization. (2009). Hospice QAPI Part I: The QAPI condition of participation. Retrieved from http://www.nhpco.org/sites/default/files/public/regulatory/CMS_QAPI-pt1_%20 webcast%20summary.pdf

16

호스피스 규정의 준수 확인

Ensuring Compliance With Hospice Regulations

오늘날의 건강관리분야는 고도로 통제되면서 계속 변화하고 있다. 규정의 빠른 변화에 대한 최근 정황을 알고 요구되는 사항들을 보고하는 환경은 위압적일 수 있다. 이 장의 목적은 호스피스에 대한 규정을 소개하고 가장 최근의 정보를 찾을 수 있는 정보원들을 제시하는 것이다.

학습목표

- 호스피스에 대한 메디케어 규정의 핵심을 논의한다.
- 호스피스와 완화관리에 대한 질적인 지표들을 기술한다.
- 환자의 돌봄 수준의 변화에 따른 핵심 요구를 확인한다.

규정

1861년(dd)의 사회보장법은 호스피스 돌봄이 가능하며, 메디케어에 참여하는 호스피스(NHPCO, 2016b) 돌봄을 선택하는 메디케어 수혜자들에게 보장이 가능함을 확실히 하였다. 대부분(87.2%)의 호스피스 환자들은 메디케어 수혜자들이었기 때문에(NHPCO, 2014), 메디케어 규정의 준수는 각 호스피스 조직의 성공에 기여하였다.

미국 보건복지부(Secretary of the Department of Health and Human Services, HHS)는 제공된 돌봄에 대한 메디케어나 메디케이드로부터 상환을 받도록 호스피스에서 충족해야 하는 참여조건(Condition of Participation, CoP)을 개발할 책임을 진다(NHPCO, 2016b). 참여조건은 연방 규정의 42 CFR 418에 관련된 충족요건들에 대한 확대해석으로 윤곽이 잡혔으며, 다음의 호스피스 관련 주제에 관한 정보를 포함한다.

- 호스피스 서비스의 영역
- 환자의 권리
- 환자에 대한 포괄적 초기 평가
- 질적 평가와 수행 증진
- 감염관리
- 자격증이 있는 전문가 서비스
- 핵심 서비스(사별과 상담 서비스 포함)
- 호스피스가 직접 제공하지만, 실제로 모든 간호서비스에서 일상적인 요구사항을 위한 간호서비스의 포기
- 비핵심적인 서비스의 제공
- 물리요법, 작업요법, 언어병리, 식이상담 등의 요구를 포기
- 호스피스 보조와 가사서비스

- 자원봉사자
- 조직과 행정서비스
- 의료 관리자
- 임상기록
- 약품, 생물학적 및 의학적 물품, 내구성 있는 의학 장비
- 단기 입원 돌봄
- 입원환자의 직접적인 돌봄을 제공하는 호스피스
- 요양시설이나 다른 거주시설 거주자의 돌봄을 제공하는 호스피스
- 직원의 질 향상

참여조건은 호스피스 환자가 시종일관 안전하고 질적인 돌봄을 확실하게 받도록 강화되었다. 주정부 평가기관은 호스피스 조사를 통하여 참여조건의 준수 여부를 평가한다. 때론 승인된 인증기관이 주정부의 조사기관을 대신하여 평가한다. 만일 호스피스에서 전부 혹은 일부 참여조건을 지키지 않았음이 발견되면 재정적인 패널티가 있을 수 있다. 궁극적으로 실무에서 준수를 하지 않은 기관은 메디케어 승인을 최소하여 메디케어 및 메디케이드 기금에 대한 자격을 잃게 할 수 있다.

심각한 재정적 영향의 가능성 때문에 각 호스피스 기관에서는 참여조건이 충족되었는지를 확인하기 위한 절차를 개발했다. 지금까지 충족요건들은 위압적이어서 기록 오류나 간과는 미충족으로 처리될 수 있다. 특정 분야에서 미충족은 다른 데에서 보다 더 공통적이다. 해마다 국립호스피스완화돌봄기구(NHPCO, 2016a)는 가장 공통적인 분야의 목록을 따른다. 이 목록은 문제 분야에 초점을 맞추도록 호스피스 조직을 도울 수 있다(**표 16.1**).

핵심 Fast Facts in a Nutshell

입원환자(general inpatient, GIP) 돌봄의 기간이나 사례 수의 제한이 없더라도 환자는 메디케어 호스피스 혜택 하에서 관리되는데, 이러한 유형의 환자 돌봄은 환자가 일단 증상이 조절되면 가정으로 돌아가는 것을 따르는, 단기간의 돌봄이 되도록 의도하는 것이다(NHPCO, 2012b).

돌봄 수준의 변화를 위한 특별한 조건

호스피스는 원래 스트레스가 되는 증상의 관리와 환자 가족을 위하여 호스피스 팀원들이 지지와 교육을 함으로써 말기 질환자들이 전 질병 과정에 걸쳐 가정(일반적인 가정돌봄)에 남아 치료적 돌봄을 포기하는 선택이 가능하도록 의도되었다. 그러나 환자들은 늘 심각한 증상으로 인하여 가정에 있을 수가 없어 입원시설에서 좀 더 집중적인 의학적 치료가 필요하게 된다. 또한 어떤 환자들은 건강상태가 호전되거나 변함이 없어 호스피스 서비스를 그만두기도 한다. 세 번째 환자 집단은 치유적 치료를 위하여 호스피스 관리를 그만두기를 선택하는 사람들을 포함한다. 이 세 집단의 환자들 모두는 특별한 고려가 필요하다.

표 16.1

상위 10개의 메디케어 호스피스 재인증 미충족

메디케어 호스피스 참여조건	미충족 사례
1) §418.76: 호스피스 지원 및 가사서비스, (h) 표준: 호스피스 보조원의 감독: 간호사는 환자의 가정을 현장 방문해야 한다. 호스피스 보조원이 제공한 돌봄과 서비스의 질을 최소 14일마다 평가하고 환자의 요구에 맞춰 호스피스 학제 간 팀이 처방한 서비스를 확인해야 한다. 호스피스 보조원은 이 방문에 참석할 필요는 없다.	간호사에 의한 감독을 완료하지 않았거나 문서화하지 않음 감독을 위한 방문을 14일마다 하지 않음

표 16.1

상위 10개의 메디케어 호스피스 재인증 미충족 (계속)

메디케어 호스피스 참여조건	미충족 사례
2) §418.56: 학문 간 집단, 돌봄 계획, 서비스 조화, (b) 표준: 돌봄 계획: 환자와 그 가족을 위해 준비된 모든 호스피스 돌봄과 서비스는 (만약 있다면) 의사, 환자나 대리인 그리고 일차돌봄제공자가 참석한 가운데 환자의 요구에 따라 개별적으로 호스피스 학문 간 집단이 협동하여 준비한 문서화된 돌봄 계획을 따라야 한다. 호스피스는 관리계획에서 확인된 돌봄과 서비스에 대한 책임에 맞게 제공한 교육과 훈련을 각 환자와 일차돌봄제공자가 받았는지를 확인하여야 한다.	돌봄 계획의 수립, 문서화, 이행 누락 돌봄 계획에서 언급된 문제들의 사정내용을 문서화하지 않음. 예로서 만약 어떤 중재가 관리계획의 일부라면 간호사정에서는 지속적인 중재와 그 중재에 관한 환자와 가족의 교육 요구를 언급하여야 함(즉, 산소, 투약, 구명의자 등).
3) §418.54: 환자에 대한 포괄적 초기 평가, (c) 표준: 포괄적 평가 내용, (6): 환자의 모든 처방 및 비처방 약물들, 약초와 기타 약물치료에 영향을 줄 수 있는 보완치료에 대한 조사. 이는 제한적이지는 않으나 다음을 확인하는 것을 포함한다: (i) 약물치료의 효과 (ii) 약물 부작용 (iii) 실제로 있거나 가능한 약물 상호작용 (iv) 약물 중복치료. 임상적인 관찰과 관련된 현재의 약물치료	환자의 투약 프로필에 처방약물을 추가하지 않음 환자의 투약기록에 중복투약 포함(즉, 두 번 제시된 약물로 한 번은 일반명으로, 한 번은 상품명으로) 경로, 용량, 빈도에 따른 투약처방에 산소를 기록하지 않음 권고 이행에 대한 문서화 누락
4) §418.56: 학제 간 집단, 돌봄 계획, 협동적 서비스 (c) 표준: 돌봄 계획 내용: 호스피스는 각 환자에 개별적으로 문서화된 계획을 개발하여야 한다. 돌봄 계획에는 초기에, 포괄적이고 갱신된 평가에서 확인한 문제에 기초하여 환자와 가족의 목표와 중재를 반영하여야 한다. 또한 돌봄 계획에는 말기 질환 및 관련된 상태에 대한 완화 및 중재에 필요한 모든 서비스를 포함하여야 한다.	상처관리, 인공항문관리, 회장루관리 등 환자에 따라 특별히 요구되는 관리를 문서화하지 않음 정맥주사, 유치도뇨관 등을 중단할 때 돌봄 계획에서 특정 항목을 삭제하지 않음 옷 갈아입기와 같이 빈번한 중재를 조정하지 않음
5) §418.56: 참여자의 조건: 학제 간 집단, 돌봄 계획, 서비스 조정, (c) 표준: 돌봄 계획 내용, (2): 특수한 환자와 가족의 요구에 부응하는 서비스 수요의 영역과 빈도에 대한 세부 설명	제공된 서비스와 방문 빈도에 대한 근거의 서면화 누락

표 16.1

상위 10개의 메디케어 호스피스 재인증 미충족 (계속)

메디케어 호스피스 참여조건	미충족 사례
6) §418.54: 환자에 대한 초기의 포괄적 평가, (b) 표준: 포괄적 평가 완료를 위한 시간표: 호스피스 학제 간 집단, (만약 있다면) 개인의 주치의와 함께 §418.24에 따라 호스피스 돌봄 대상으로 선정된 후 5일 이내에 포괄적 평가를 마쳐야 한다.	호스피스 수혜자로 선정된 지 5일 이내에 문서화된 포괄적 평가 누락
7) §418.78: 자원봉사자, (e) 표준: 활동 수준: 자원봉사자들은 매일 행정적 혹은 직접 환자 돌봄 서비스를 모든 유급 호스피스 종사자와 계약직원의 돌봄서비스 시간의 최소 5%에 해당하는 시간과 같은 분량으로 제공하여야 한다. 호스피스는 환자 돌봄과 행정적 서비스를 위한 계약직원의 활용에 관하여 서비스 유형과 근무시간을 포함하는 기록을 남겨야 한다.	자원봉사자에 대한 적합한 훈련과 감독을 하지 않음 자원봉사자의 업무를 문서화하지 않음 적절한 시간에 맞추어 자원봉사자를 모집하고 배치하지 않음
8) §418.56: 학제 간 집단, 돌봄 계획, 서비스 조정, (e) 표준: 서비스 조정, (2): 돌봄과 서비스가 돌봄 계획에 따라 제공되는지 확인한다.	시의적절한 방식으로 환자를 위하여 제공하는 학문 간 돌봄 계획에 모든 서비스가 포함되었는지 확인 못함 방문빈도가 돌봄 계획과 일치하는지를 문서화하지 않음
9) §418.56: 학제 간 집단, 돌봄 계획, 서비스 조정, (d) 호스피스 학제 간 집단(개인의 주치의와 협력 하에)은 환자의 상태에 따라, 그러나 매 15일 이하로 자주 개별화된 계획을 검토하거나 수정하고 문서화해야 한다.	학제 간팀에 의하여 14일마다 검토된 돌봄 계획을 문서화하지 않음 환자의 상태나 가족의 요구가 변화되었을 때 돌봄 계획의 갱신을 하지 않음 돌봄 계획의 개발에 팀의 공동작업이 언급되지 않음
10) §418.76: 참여조건: 호스피스 보조와 가사서비스, (g) 표준: 호스피스 보조원은 학문간 집단 구성원인 간호사가 특별한 환자에게 배치한다. 호스피스 보조를 위하여 작성된 환자 돌봄 지침은 이 부분의 문장(h)에서 명시한대로 호스피스 보조원의 감독을 책임지는 간호사에 의하여 준비되어야 한다.	필요한 시간틀 안에서 감독을 위한 방문을 마치지 않거나 기록하지 않음 호스피스 보조원이 제공한 돌봄이 돌봄 계획에 부합했는지를 기록하지 않음

출처: NAHCH(2013); NHPCO(2012a, 2016a).

입원관리

입원환자(General Inpatient, GIP) 돌봄은 환자가 다른 환경에서 관리될 수 없는 통증이나 증상을 관리하는 목적으로 일일 입소시설에서 돌봄을 받는 것으로 정의되며(NHPCO, 2012b), 다음과 같은 때에 시작한다.

- 다른 시도들로 증상 관리가 실패했을 때
- 환자의 상태가 점차 나빠진 후 갑자기 변화했을 때
- 지속적인 가정간호가 문제 완화에 효과적이지 못했을 때
- 학제 간 팀에서 일반입원 관리가 가장 적합한 수준의 돌봄이라고 결정했을 때

보충서류로는 흔히 다음과 같은 내용이 필요하다.

- 입원환자 돌봄을 위한 요구와 그 결정을 하도록 한 상황
- 시도된 중재들과 그 결과
- 입원환자 돌봄이 환자의 요구를 충족시킨 정도 (NHPCO, 2012b)

기타 입원환자 돌봄이 필요로 할 때 포함된다.

- 돌봄 수준의 변화에 대한 환자 및 가족의 참여와 동의
- 가정간호와 입소시설 직원 간에 돌봄의 유연한 변화를 보장하는 협동
- 퇴원 계획
- 의사의 처방(NHPCO, 2012b)

입원환자 돌봄이 적합한 경우는 다음의 경우가 포함한다.

- 통증 및 증상의 시기로 자주 사정과 중재가 요구되며 현재 환경에서 조절할 수 없을 때

- 조절이 힘든 오심과 구토
- 치료계획의 잦은 평가와 변화가 필요한 진행된 상처
- 현재 환경에서 조절되지 않는 호흡곤란
- 행동문제를 동반하는 섬망
- 임박한 죽음으로 단지 전문적인 간호 요구만 관련될 때

일단 결정된 입원환자 돌봄은 특정 환자에게 가장 적합한 수준의 돌봄이며, 환자는 이러한 유형의 호스피스 돌봄을 위한 메디케어 요건을 충족시키는 입원 시설로 이송할 수 있다. 이러한 요건은 표준 § 418.110(b)과 (e)에 따라 입원 호스피스 시설이 제공해야 할 것들을 구체화한다(CMS, 2008).

- 환자의 관리 계획에 따른 돌봄
- 개인 돌봄, 안위 그리고 상해나 사고 혹은 감염으로부터의 보호
- 각 근무조당 한 명의 간호사
- 환자의 존엄성, 안위 그리고 사생활 보호가 잘 되도록 설계된 가정과 같은 분위기
- 가족 상담, 만남, 방문을 위한 사적 공간
- 환자의 사후에 가족을 위한 물리적 공간
- 방문객의 나이에 제한이 없는 방문시간의 개방

많은 호스피스 기관들이 입원시설을 운영하고 있지만 그렇지 않은 곳도 있다. 그러한 곳들은 입원 서비스를 제공하는 다른 기관과 계약을 하지 않을 수 있다. 국립호스피스완화기구(NHPCO, 2012b)에 따르면, 입원환자 돌봄은 계약된 시설에서 제공된다.

- 호스피스 학제 간 팀은 돌봄 계획에 따라 환자 돌봄을 관리할 책임이 있다.
- 호스피스 직원들의 방문은 협동적인 돌봄과 환자와 가족의 지속

적인 의사소통을 보장한다.

- 호스피스 직원이 정기적으로 매일 방문하는 것이 추천된다.

핵심

제안된 2017년도 연간 호스피스 지불율은 다음과 같다.

정기 가정간호(1~60일): 190.41달러
정기 가정간호(60일+): 149.68달러
지속적 가정간호(24시간): 963.69달러
입원 휴식돌봄: 170.80달러
일반 입원돌봄: 734.22달러

출처: 메디케어 및 메디케어 서비스센터(CMS, 2016).

입원과정 전반에 걸친 목표는 환자의 증상을 관리하고 성공적으로 환자가 정기적인 돌봄으로 이동하는 것이다. 환자가 입원시설에 들어갈 때 시작하는 효과적인 퇴원계획을 통하여 이러한 목표의 달성이 가능해지며 환자가 머무는 동안 내내 지속된다. 문서는 다음을 포함한다.

- 환자가 입원한 곳에서 중재에 대해 어떻게 반응하는지 확인
- 가족의 유형과 강점 그리고 퇴원 후 환자가 이용 가능한 지역사회 지원
- 어떻게 그리고 언제 환자가 퇴원할 것인지 확인
- 퇴원 후 필요하게 될 돌봄 수준(NHPCO, 2012b)

환자 퇴원–상태의 호전

호스피스의 장점은 만일 그 질환이 치유적 중재가 없는 과정을 거치는 경우 약 6개월의 기대여명이 있던 환자의 생명이 연장된다는 것이다. 만약 환자의 상태가 개선되거나 6개월 안에 악화되지 않는다면,

혹은 그 환자가 서비스 구역 밖으로 이사를 해 더 이상 호스피스 서비스를 받을 자격이 없어지면 호스피스 학제 간 팀은 '이미 등록된 수혜자에 대해 최종 이의제기를 하지 않은 한, 퇴원이나 취소일 5일 이내에 메디케어 계약자가 선발의 종결이나 취소를 통보하는(Notice of Termination/Revocation of Election, NOTR) 목록을 작성해야 한다'(NHPCO, 2016b, p.11). 국립호스피스완화돌봄기구(NHPCO, 2016b)에 따르면, 환자가 호스피스에서 퇴원할 때는 다음을 수행해야 한다.

- 호스피스 의사로부터 생존 퇴원 처방을 받아야만 한다.
- 퇴원 전에 주치의에게 의뢰되어야 하며, 이는 건강기록부에 명시되어야 한다.

호스피스 서비스에서의 퇴원기록은 환자와 호스피스 기관 모두에게 의미가 있다. 퇴원기록 후 환자는 다음 내용을 확인할 수 있다.

- 더 이상 호스피스 돌봄 아래에 있지 않다.
- 환자가 호스피스 혜택을 결정했을 때 유보한 메디케어 보장을 재개할 수 있으나, 추후 언제라도 자격이 주어지면 호스피스 돌봄을 이용할 수 있다.

호스피스 당국은 반드시 다음 내용을 수행해야 한다.

- 환자의 상태가 개선되거나 안정화되는 경우, 아니면 환자가 서비스를 받을 자격이 없는 경우 퇴원 절차를 진행해야 한다.
- 환자가 퇴원하기 전에 필요한 가족 상담이나 서비스를 제공해야 한다.

환자 퇴원–호스피스 수혜의 취소

모든 호스피스 환자는 서면으로 언제든 호스피스 수혜 선택을 취소할 수 있다. 환자가 수혜 취소를 서명한 경우, 호스피스 돌봄은 종료되며, 호스피스 수혜 선택을 위해 서명할 때 포기했던 메디케어 수혜 자격을 얻는다. 환자는 추후 서비스를 받을 자격이 생길 경우, 언제든지 호스피스 수혜를 선택할 수 있다(NHPCO, 2016b).

결론

이 장에서는 환자의 퇴원과 일반입원 돌봄 수준으로 이동할 때와 같은 특수한 상황을 포함하여 메디케어가 승인하는 호스피스를 신청하기 위한 규정과 참여조건에 대하여 살펴보았다. 미흡한 공통적인 영역을 살펴보았으며, 부족한 사례를 열거하였다. 또한 이행을 확인하는 간단한 방법들을 제안하였다.

참고문헌

Centers for Medicare & Medicaid Services. (2008). Medicare & Medicaid programs: Hospice conditions of participation. Retrieved from https://www.gpo.gov/fdsys/pkg/FR-2008-06-05/pdf/08-1305.pdf

Centers for Medicare & Medicaid Services. (2016). Medicare program; FY 2017 hospice wage index and payment rate update and hospice quality reporting requirements. Retrieved from https://www.federalregister.gov/articles/2016/04/28/2016-09631/medicare-program-fy-2017-hospice-wage-index-and-payment-rate-update-and-hospice-quality-reporting

National Association for Home Care & Hospice. (2013). Hospice: Top 10 deficiencies. Retrieved from http://www.nahc.org/NAHCReport/nr130408_1

National Hospice and Palliative Care Organization. (2012a). CMS FY 2011 top ten hospice survey deficiencies compliance recommendations. Retrieved from http://www.nhpco.org/sites/default/files/public/regulatory/CMS_TopTenHospiceSurvey-Deficiencies.pdf

National Hospice and Palliative Care Organization. (2012b). Managing general inpatient care for symptom management: Tips for providers. Retrieved from http://www.nhpco.org/sites/default/files/public/regulatory/GIP_Tip GIP_Sheet.pdf

National Hospice and Palliative Care Organization. (2014). NHPCO's facts and figures: Hospice care in America, 2014 Edition. Retrieved from http://www.nhpco.org/sites/default/files/public/Statistics_Research/2014_Facts_Figures.pdf

National Hospice and Palliative Care Organization. (2016a). CMS top ten hospice survey deficiencies comparison. Retrieved from http://www.nhpco.org/sites/default/files/public/regulatory/Survey_deficiency_com
pare_2013-2015.pdf

National Hospice and Palliative Care Organization. (2016b). Hospice policy compendium: The Medicare hospice benefit, regulations, quality reporting, and public policy. Retrieved from http://www.nhpco.org/sites/default /files/public/public_policy/Hospice_Policy_Compendium.pdf

17

호스피스 영역에서의 전자문서

Electronic Documentation in Hospice

전자문서는 건강관리 전문가들이 제공하는 돌봄을 간결하고도 일정한 방식으로 문서화하는 데 도움이 되는 도구이다. 호스피스에서 전자문서의 이용을 촉구하는 몇 가지 시도가 있었다.

학습목표

- 호스피스에서 전자기록의 활용을 논의한다.
- 전자건강기록의 이용에 따른 보상을 확인한다.
- 적합한 호스피스 문서를 설명한다.

핵심 Fast Facts in a Nutshell

'전자의무기록(elctronic medical records, EMRs)은 점차 많은 돌봄 상황에서 질을 보장하고 개선하기 위한 필수 도구로 간주된다(Zheng, Rokoske, Kirk, Lyda-McDonald, & Bernard, 2014, p. 582).'

전자문서

대부분의 질적 보고는 의무기록부를 통하여 이루어진다. 전자기록의 이용은 생생한 정보와 보다 일관성 있는 문서에 좀 더 쉽게 접근하도록 한다. 더욱이 건강관리제공자들은 이를 요청을 받으면 전자건강기록 안에 질적인 내용을 더 기록할 가능성이 높다. 따라서 전자기록을 사용하는 것은 규정준수를 높이고 질을 감시하는 한 방법이 된다(Cagle et al., 2012). 전자건강기록은 또한 기록부에의 원격 접근을 허용하며, 환자 돌봄을 전반적으로 개선한다(King, Patel, Jamoom & Furukawa, 2013). 전자기록의 장점에는 다음이 포함된다.

- 학문 간 기록에의 접근 증진
- 핵심 내용을 기록하고자 하는 자율적 시도
- 모든 제공자들의 통일화된 문서 작성
- 보다 쉽게 필요한 정보에 접근

전자의무기록의 이용에 대한 장애물은 다음과 같다.

- 시행 비용
- 직원 훈련
- 호스피스에 최적화된 소프트웨어 활용 가능성의 한계
- 시스템의 호환성 부족

(Cagle et al., 2012)

전자건강기록 보상 프로그램

2009년 미국 경기부양법(Americam Recovery and Reinvestment Act of 2009)은 전자건강기록의 협조에 대한 보상을 마련하였다. 건강정보기술의 적용을 확대하는 목표는 돌봄 시점에서 지속적인 질 개선과 정보교환을 증진시키는 것이다. 보상 프로그램에의 참여를 위하여 조직은 건강정보기술의 의미 있는 사용을 입증해야만 한다(CMS, 2016).

'의미 있는 사용'이란, 호스피스 조직이 전자건강기록을 다음을 위하여 사용하는 것이다(HealthIT.gov, 2015a).

- 환자 돌봄의 질 개선
- 환자 및 가족과의 협동 증진
- 돌봄 협동의 증진
- 사생활 보호와 건강정보의 비밀보장 증진

보상 프로그램의 궁극적인 목표는 다음과 같다(HealthIT.gov, 2015a).

- 임상적 결과의 개선
- 효율성 증대
- 자신의 의무기록에 쉽게 접근함에 따른 환자들의 권한 강화

다음은 보상 프로그램 단계이다(CMS, 2016; HealthIT.gov, 2015a).

- 1단계(2011~2012): 자료 수집과 공유
- 2단계(2014): 상급 임상과정
- 3단계(2016): 개선된 결과

의미 있는 활용과 보상금 지불을 유지하기 위하여 호스피스 조직은 환자와 가족뿐만 아니라 다른 건강관리자들과 함께 의사소통의 증진, 환자의 안전 증진, 환자와 가족의 자가관리 도구에의 접근(HealthIT.gov, 2015b)으로 전자건강기록를 사용한다면 능률적 절차가 강화된다는 점을 보여주어야만 한다. 의미 있는 활용은 또한 일관된 환자돌봄을 증진하는 사정, 중재, 결과에서 표준화된 문서가 가능하도록 한다.

핵심

전자문서는 질이나 규정준수와 관련하여 수집되는 자료를 위한 유용한 도구이다(Cagle et al., 2012).

문서작성 팁

환자들의 의무기록은 각 환자의 상태 및 중재의 반응에 대한 주요 정보원이다. 그러므로 간호사들의 기록은 환자와 가족이 받는 능숙한 학문 간 돌봄을 반영하면서 완전하고 정확해야 한다. 전자건강기록의 필요한 부분을 완성해야만 하며, 또한 간호사들은 환자와 가족이 경험하고 있는 것과 그들의 요구를 어떻게 충족하는지를 그림으로 그릴 수 있는 기회를 가지면서 서술 부분을 채우게 된다(Cosmos Hospice LLC, n.d.).

- 초기 사정의 철저한 문서화
- 돌봄 계획과 문제(problem), 중재(intervention), 목표(goal)
- 환자의 상태에 대한 전반적인 사정
- 문제가 언급된 곳의 체계에 초점을 둔 사정 결과
- 언급된 통증 수준, 통증관리 중재와 효과
- 환자와 가족에 대한 교육
- 호스피스 보조원에 대한 감독(2주마다: 호스피스 보조원은 참석할 필요 없음)
- 간호조무사(licensed prctical nurse, LPN), 간병사(licensed vocational nurse, LVN)에 대한 감독(매달: 간호조무사/간병사는 관찰되어야만 함)
- 신체적 · 심리사회적 · 영적 요구를 포함한 악화상태 징후
- 환자와 가족의 요구에 맞춰 모든 학제 간 팀원들이 적용한 중재

면허갱신 문서화

면허갱신에 관한 문서는 정기적으로 완성되어야 한다. 호스피스 간호사들은 각 환자를 사정하고 호스피스 돌봄의 지속적인 요구를 기록한다. 면허갱신 문서가 환자의 의무기록에 지속적으로 포함되도록 보장하기 위한 몇 가지 방식들은 다음의 문서 내용을 포함한다(CGS Administrators, LLC, 2013a).

- 호스피스나 다른 조직의 계약에 의해 제공된 모든 서비스
- 질병 말기로의 진행과 환자의 여명이 6개월 이내라는 점
- 호스피스 서비스의 계속적인 지원을 위한 객관적 자료
- 환자의 돌봄수준에 대한 적합성

호스피스 간호사가 면허갱신 기간 중 임상소견을 작성할 때는 다음과 같은 호스피스 서비스의 연속성을 지원하는 부가정보들을 작성한다.

- 체질량 지수와 중간 팔둘레의 감소 혹은 식욕감퇴
- 기능상태의 감소
- 심리사회적 요구 증가
- 잦은 사래(기도흡입)와 감염
- 부종, 초조감, 혈압 강하, 호흡양상 변화, 허약감, 욕창과 같은 감퇴 징후
- 기침, 호흡곤란, 새롭거나 계속되는 통증, 발작, 삼킴장애와 같은 증상
- 임상검사결과의 변화(이용 가능할 경우)
- Karnofsky Performance Scale(KPS)의 변화/Palliative Performance Scale(PPS) scores, Functional Assessment Staging Test(FAST) score(치매환자에 한함) 혹은 Eastern Cooperative

Oncology Group(ECOG) score

- 증상관리에 필요한 새로운 약물(CGS Administrators, LLC, 2013b)

결론

호스피스를 포함하여 모든 전문간호 분야에서의 문서화는 환자의 상태와 중재 반응에 대한 철저한 사정을 포함한다. 또한 호스피스 문서화는 환자의 말기 상태에 지속적으로 호스피스 서비스를 지원하는 소견을 언급하여야 한다. 이 장에서는 일반적인 문서작성 팁을 살펴보았다. 이는 질 감시에 필요한 자료 수집을 보장하는 데 도움이 될 뿐만 아니라 특히 말기상태와 호스피스 돌봄을 위해 필요한 정보를 확보하는 데에도 도움이 된다.

참고문헌

Cagle, J. G., Rokoske, F. S., Durham, D., Schenk, A. P., Spence, C., & Hanson, L. C. (2012). Use of electronic documentation for quality improvement in hospice. American *Journal of Medical Quality, 27*(4), 282–290. doi:10.1177/1062860611425103

Centers for Medicare & Medicaid Services. (2016). Electronic health records (EHR) incentive programs. Retrieved from https://www.cms.gov/Regulations-and-Guidance/Legislation/EHRIncentivePrograms/index.html?redirect=/ehrincentiveprograms

CGS Administrators, LLC. (2013a). Hospice documentation. Retrieved from http://www.cgsmedicare.com/hhh/coverage/coverage_guidelines/hospice_documentation.html

CGS Administrators, LLC. (2013b). Appropriate clinical factors to consider during recertification of Medicare hospice patients. Retrieved from https://www.cgsmedicare.com/hhh/education/materials/pdf/hospice_clinical_factors_recert_tool_h-020-01_07-2011.pdf

Cosmos Hospice, LLC. (n.d.). Nursing documentation: Paint the picture. Retrieved from http://www.joshlangfielddesigns.com/sites/cosmoshospice.com/cu stom/pdf/PAINT_THE_PICTURE.pdf

HealthIT.gov. (2015a). Meaningful use: Definition and objectives. Retrieved from https://www.healthit.gov/providers-professionals/meaningful-use-definition-objectives

HealthIT.gov. (2015b). How to attain meaningful use. Retrieved from https://www.healthit.gov/providers-professionals/how-attain-meaningful-use

King, J., Patel, V., Jamoom, E. W., & Furukawa, M. F. (2013). Clinical benefits of electronic health record use: National findings. *Health Services Research, 49*(1), 391–404. doi:10 . 1111/1475-6773.12135

Zheng, N. T., Rokoske, F. S., Kirk, M. A., Lyda-McDonald, B., & Bernard, S. L. (2014). Hospices' use of electronic medical records for quality assessment and performance improvement programs. *Journal of Pain and Symptom Management, 48*(4), 582–589. doi:10.1016/j.jpainsymman.2013.11.010

V

호스피스 간호의 직무스트레스

Occupational Stress in Hospice Nursing

18

직무스트레스의 근원

Sources of Occupational Stress

간호사는 많은 스트레스를 받는 직업이다. 간호사는 매일 고통을 당하는 사람들의 일선에서 일을 한다. 그러나 그들은 항상 최선을 다해야 한다. 특히 호스피스 간호사는 자신의 죽음을 준비하는 환자와 사랑하는 환자를 떠나보내야 하는 가족과 함께 근무한다. 이러한 어려운 환경에서, 호스피스 간호사는 환자와 가족을 동시에 지지해야하고, 자신의 감정을 조절하며, 많은 환자의 상실감을 고려하면서 근무한다. 또한 기관정책과 상호 인간적 갈등과 마찬가지로 직업과 관련된 스트레스가 부담감을 가중시킬 수 있다. 이 장은 간호사의 스트레스원에 대해 서술하고자 한다.

학습목표

- 호스피스 간호사에 대한 직무스트레스원을 인식한다.
- 직무스트레스를 높이는 환경적 요소를 서술한다.
- 업무환경에서 성격유형과 일반적 차이점에 관한 결과를 논의한다.

직무스트레스와 호스피스 간호

직무스트레스(occupational stress)는 근로자의 능력과 고용주가 제공한 자원이나 기대가 서로 맞지 않을 때 발생하는 해로운 신체적·정신적 반응이라고 정의한다(Najimi, Goudarzi & Sharifirad, 2012; Roberts, Grubb & Grosch, 2012).

직무스트레스는 업무환경과 업무의 본질과 같은 역동성과 관련이 있다(Orly, Rivka, Rivka & Dorit, 2012). 호스피스 간호사는 매일 사무실이나 거리에서, 환자의 집이나 긴급호출을 기다리고 있는 동안에도 스트레스에 직면한다. 또한 입원실에서 일하는 호스피스 간호사도 비슷한 스트레스를 받는다. 간호사의 직무스트레스 요소들은 다음과 같다(Happell et al., 2013; Roberts, et al., 2012).

- 과도한 업무량
- 지원을 못 받는 관리
- 교대근무와 장시간의 근무
- 긴급호출 대기
- 인계과정
- 전문적 향상 및 기회 부족
- 조절 부족
- 대인관계에서의 갈등
- 폭력, 신체적 학대
- 불충분한 자원
- 보상체계 부족

핵심 Fast Facts in a Nutshell

세계보건기구(WHO, 2016, para. 1)에 의하면, 스트레스가 적은 직업이란 근로자들이 자신의 능력과 자원, 업무를 조절할 수 있는 능력, 자신과 관계된 사람들로부터 받는 지지와 관련하여 압력이 적절하다고 느끼는 곳에서 일하는 것이라고 한다.

호스피스간호에 포함된 세부적인 스트레스 유발요인은 다음과 같다(Peters, et al., 2012; Tunnah, Johnstone & Jones, 2012).

- 임종상황에 자주 노출됨
- 가족의 애도
- 가족갈등
- 많은 업무 및 압박
- 지지체계의 부족/고립
- 자주 직면하는 문제와 관련된 정신적 스트레스
- 학제 간 팀과의 의사소통 문제
- 부적절한 임종 준비

수평적 폭력과 업무현장에서의 괴롭힘

간호사가 반복적으로 직무스트레스의 원인이라고 인식해왔던 한 가지 심각한 문제는 수평적 폭력(lateral violence)이며, 때때로 '업무현장에서의 괴롭힘(workplace bullying)'이라고 불린다. 수평적 폭력은 실무현장에서 개인이나 집단을 하찮고 천하게 만들며 협박을 당하거나 괴롭힘을 당하게 만드는 요인이 되게 하는 행동을 말한다. 현장에서의 괴롭힘은 역시 어떤 개인이나 집단을 배제하는 것을 포함할 수 있다.

핵심 Fast Facts in a Nutshell

간호사 간의 괴롭힘은 환자간호를 약화시키고 간호업무 수행 정도를 저하시킨다(Hutchinson & Jackson, 2013).

실무에서 공격성은 다양한 방법으로 나타나는데, 업무 내에서 상호 존경하지 않고 무시하거나 동료를 배제시키는 것과 같은 낮은 수준의 실례를 범하는 것이다(Tayler & Kluemper, 2012). 현장에서의 괴롭힘은 협력자를 무시하고 비하하며, 타인의 지지를 업신여기면서 부정적인 행동을 강화하고 더 나아가 대상자를 고립시키는 일을 목표로 삼는다. 실무현장에서 부정적인 행동의 예는 다음과 같다(Bacher & Visovsky, 2012).

- 비판하기
- 협박하기
- 비난하기
- 투쟁하기
- 도움 거절하기
- 공개적으로 망신주기
- 제외시키는 행동하기(완전히 무시하기, 배제하기, 누락시키기)
- 욕하기
- 위협적인 행동이나 행위하기
- 험담하기
- 고립시키기
- 무시하기
- 적절하지 못한 임무 주기

수평적 폭력(Lateral violence, horizontal violence)은 특히 간호를 제공할 때 간호사의 과반수 이상 61%가 실무현장에서 수평적 폭력을 당했다고 보고하였다(Bacher & Visovsky, 2012). 수평적 폭력은 다음과 같은 정신 · 신체적 문제를 일으킨다(Allen et al., 2015).

- 두통
- 스트레스
- 조급함
- 신경쇠약
- 수면장애
- 사회적 기술 저하
- 우울
- 집중력 저하
- 스트레스 유발요인에 대한 대처능력 부족
- 외상 후 스트레스 장애

다른 요소들도 실무현장에서 스트레스를 줄 수 있는데 예를 들어, 팀 안에서 인격체로 존중받지 못하고 무시당하거나 충돌과 같은 방식은 직무스트레스에 심각한 영향을 미친다.

실무현장에서의 성격유형

성격을 분류하는데 다양한 방법이 개발되어 왔다. 첫 번째로 기질적 성격모델 중 하나인 5가지 기질분류가 있는데, 광범위하게 연구되어 왔다(John, Naumann & Soto, 2008). 5가지 성격유형(personality types)에 대한 내용은 **표 18.1**과 같이 설명하였다.

질문: 노동위생에 관한 더 많은 정보를 어디에서 찾을 수 있는가?

답변: 미국 국립직업안전위생연구소 웹사이트 www.cdc.gov/noish에서 볼 수 있다.

표 18.1

성격유형

유형	기술
외향성	말이 많고 적극적이며 에너지가 많고 독보적 · 단호한 · 열정적 · 사회적인 성향
친화성	동정적, 친절한, 감사할 줄 알고 감정적, 따뜻한 마음을 가지고 관대한, 신뢰롭고 기꺼이 타인을 돕는 성향
성실성	조직적, 철저한, 효율적, 믿을만한, 성실한, 정확한, 실제적, 신중한, 조심스러운 성향
신경질적 성향	긴장하고, 불안하고, 초조하고, 우울하고, 걱정이 많고, 과민하고, 극도로 예민하고, 의존적이고, 감정적인 성향
개방성	관심의 폭이 넓고 상상력이 풍부하며, 지적이고, 독창적이고, 통찰력이 있고, 호기심이 많고, 예술적이고, 영리하고, 창의적인 성향

출처: John et al.(2008).

일부 조직은 근로자의 성격유형이 자신의 업무스타일과 선호도에 영향을 미치는 정도를 인식하는 데 도움을 주기 때문에 MBTI와 같은 성격유형검사를 이용한다. 때때로 근로자는 팀 구축을 위해 검사결과를 공유하도록 함께 회의를 한다.

성격검사에서 근로자가 더 외향적인지 혹은 내향적인지, 감각이나 직관에 의지하는지, 사고 혹은 감정에 따라 결정하는지, 판단을 주로 사용하는지 또는 인식적인지를 구별할 수 있다. 이러한 성격은 자료를 모으고 결론을 내려서 결정을 하는 것을 좋아하는지, 자료에 대해 더 숙고하고 이용가능한 새로운 정보의 적응에 더 유동적인 계획을 세우는 것을 선호하는지의 형태로 생각을 한다(The Myers & Briggs Foundation, 2016).

실무현장에서의 세대차이

세대차이(generational differences)는 어떻게 실무 팀이 기능하는지에 관한 요소이다. Putre(2013)는 오늘날 실무현장에서 주요한 3개의 세대를 볼 수 있다고 지적하였다.

- 베이비부머세대(1946~1964년생)
- X세대(1965~1985년생)
- Y세대 또는 밀레니엄세대(1985~2000년생)

핵심

세대차이로 인해 직무가치가 다양해졌지만, 이는 충돌을 일으킬 수 있다. 따라서 이러한 세대차이를 알면 모든 근로자들의 근무 현장을 더욱 좋게 변화시킬 수 있다.

세대들은 어떤 특성과 세계관을 공유하기 위해 생각을 하며, 이는 일 흐름의 선호도와 직업에 관한 태도에 영향을 미치게 된다. 한 세대의 근로자가 자신들의 동업자와 자신들의 견해를 공유하기를 기대할 때 마찰이 일어난다. 일반적으로 다음과 같은 면에서 세대차이가 나타난다(Lyons & Kuron, 2014).

- 성격
- 직업관
- 일에 대한 태도
- 리더십과 팀워크의 선호도
- 지도자 행동

■ 경력기대

간호실무 현장에서 이러한 차이점들은 근로자들의 근무시간과 부서 배치에 대한 선호도에서 나타날 수 있고 지도력과 관리유형에 어떻게 반응하는지를 보여준다. Putre(2013)와 Acar(2014)은 아래와 같은 방식으로 세대차이에 따른 근무선호도를 일반화하였다.

- 베이비부머들은 조직에 대한 충성심과 헌신을 인식하기를 기대한다. 그들은 면대면 의사소통을 선호한다. 베이비부머들은 규칙에 근거하고 권위에 대한 분명한 선을 찾는다. 그들은 기꺼이 예고 없이 일하러 오는 것과 자신의 업무에 대한 요구에 대해 자신의 시간을 희생할 자세가 되어 있다.
- X세대들은 베이비부머세대보다 더 자립적이고 다른 부서나 직장으로의 이동에 관심이 있다. 그들은 일과 가정의 적절한 균형을 선호한다. 또한 이동에 가치를 두고 그들이 원하는 균형과 작업환경을 얻기 위해 직업을 바꿀 수 있다. 이 세대는 새로운 기술에 대한 적응력이 좋고 새로운 직장에 대한 도전을 잘 한다. 이들은 적응력이 뛰어나서 과제에 도전하거나 새로운 규칙에 대해 긍정적인 피드백을 잘 하고 이성적으로 변화를 찾는다.
- Y세대들은 자신의 삶과 통합할 수 있는 직업을 찾는다. 가족이나 친구보다 자신의 직업을 우선으로 생각하지 않으며 직업을 기꺼이 변화시킨다. Y세대는 여러 가지의 일을 잘 하며 전자미디어와 소셜네트워크 서비스를 통해 타인과 자주 접촉한다. 그들은 이전 세대보다 동료들과 더 많은 정보를 교환하고 규정에 대한 이성적인 근거를 기대한다.

실무현장에서의 갈등은 함께 일하는 사람들의 견해와 욕구를 이해하지 못해서 발생한다. 역시 세대 차이는 한 세대의 구성원들이 무시를 당하거나 비판을 받는다고 느낄 때 유발될 수 있다. X세대와 Y세대 구성원들은 베이비부머세대보다 좀 더 공통적인 기반을 서로 공유한다. 그러나 그들의 초점은 여전히 팀워크 영역에서는 차이가 있는데, X세대가 좀 더 개인주의적인 성향이 있다(Acar, 2014). 실무에서 세대 간의 갈등을 완화하는 방법은 다음과 같다(Kennedy, 2003; Putre, 2013).

- 그들이 중요하다고 생각되는 것을 우선순위에 놓도록 격려한다.
- 모든 근로자의 고된 업무와 헌신을 인식한다.
- 연장자와 젊은 근로자가 서로 배울 수 있는 학습활동을 개발한다.
- 긍정적인 피드백을 제공하여 장기근속을 격려하고, 포상이나 휴가 등 이벤트 같은 활동을 비공식적으로 수집할 수 있도록 근로자에게 성취를 위한 기회와 시간을 제공한다.
- 서로 의지하고 신뢰할 수 있도록 다른 세대 구성원들을 격려하는 팀협동 운동을 구상한다.

결론

간호사에게 스트레스 요인은 업무의 본질, 업무 기대, 관리자의 지지부족, 근로자들의 개인성격 유형과 세대차이 유형과 같은 일상적인 업무환경에서의 차이를 포함한다. 이러한 요소들은 근로자가 일에 대한 헌신과 조직의 미션을 감소시킬 수 있으며, 개인과 조직 모두에게 심각한 결과를 초래할 수 있다.

참고문헌

Acar, A. B. (2014). Do intrinsic and extrinsic motivation factors differ for Generation X and Generation Y? *International Journal of Business and Social Science, 5*(5), 12–20. Retrieved from http://www.ijbssnet.com

Allen, B. C., Holland, P., & Reynolds, R. (2015). The effect of bullying on burnout in nurses: The moderating role of psychological detachment. *Journal of Advanced Nursing, 71*(2), 381–390. doi:10.1111/jan.12489

Becher, J., & Visovsky, C. (2012). Horizontal violence in nursing. *Medsurg Nursing, 21*(4), 210–213. Retrieved from https://amsn.org/professional-development/periodicals/medsurg-nursing-journal

Gursoy, D., Chi, C.-G. Q., & Karadag, E. (2013). Generational differences in work values and attitudes among frontline and service contact employees. *International Journal of Hospitality Management, 32*, 40–48. doi:10.1016/j.ijhm.2012.04.002

Happell, B., Dwyer, T., Reid−Searl, K., Burke, K. J., Caperchione, C. M., & Gaskin, C. J. (2013). Nurses and stress: Recognizing causes and seeking solutions. *Journal of Nursing Management, 21*(4), 638–647. doi:10.1111/jonm.12037

Hutchinson, M., & Jackson, D. (2013). Hostile clinician behaviours in the nursing work environment and implications for patient care: A mixedmethods systematic review. *BMC Nursing, 12*(1), 25. Retrieved from https://bmcnurs.biomedcentral.com

John, O. P., Naumann, L. P., & Soto, C. J. (2008). Paradigm shift to the integrative big five trait taxonomy: History, measurement, and conceptual issues. In O. P. John, R. W. Robins, & L. A. Pervin (Eds.), *Handbook of personality: Theory and research* (3rd ed., pp. 114–155). New York, NY: Guilford Press.

Kennedy, M. M. (2003). Managing different generations requires new skills, insightful leadership. *Physician Executive, 29*(6), 20–24. Retrieved from http://acpe.physicianleaders.org/publications/pej

Lyons, S., & Kuron, L. (2014). Generational differences in the workplace: A review of the evidence and directions for future research. *Journal of Organizational Behavior, 35*(S1), S139–S157. Retrieved from http://online library.wiley.com/journal/10.1002/(ISSN)1099-1379

The Myers & Briggs Foundation. (2016). MBTI® basics. Retrieved from http://www.myers-briggs.org/my-mbti-personality-type/mbti-basics

Najimi, A., Goudarzi, A. M., & Sharifirad, G. (2012). Causes of job stress in nurses: A cross-sectional study. *Iranian Journal of Nursing and Midwifery Research, 17*(4), 301–305. Retrieved from http://www.ncbi.nlm.nih.gov/pmc/articles/PMC3702151

Orly, S., Rivka, B., Rivka, E., & Dorit, S. E. (2012). Are cognitive–behavioral interventions effective in reducing occupational stress among nurses? *Applied Nursing Research, 25*(3), 152–157. doi:10.1016/j.apnr.2011.01.004

Peters, L., Cant, R., Sellick, K., O'Connor, M., Lee, S., Burney, S., & Karimi, L. (2012). Is work stress in palliative care nurses a cause for concern? A literature review. *International Journal of Palliative Nursing, 18*(11), 561–567. Retrieved from http://www.magonlinelibrary.com/toc/ijpn/18/11

Putre, L. (2013, January). Generations in the workplace. Hospitals & Health Networks. Retrieved from www.hhnmag.com

Roberts, R., Grubb, P. L., & Grosch, J. W. (2012, June 25). Alleviating job stress in nurses. Medscape. Retrieved from www.medscape.com

Taylor, S. G., & Kluemper, D. H. (2012). Linking perceptions of role stress and incivility to workplace aggression: The moderating role of personality. *Journal of Occupational Health Psychology, 17*(3), 316–329. doi:10.1037/a0028211

Tunnah, K., Johnstone, R., & Jones, A. (2012). Stress in hospice at home nurses: A qualitative study. *BMJ Supportive & Palliative Care, 2*(Suppl. 1), A26. Retrieved from http://spcare.bmj.com

World Health Organization. (2016). Occupational health: Stress at the workplace. Retrieved from http://www.who.int/occupational_health/topics/stressatwp/en

19

직무스트레스의 결과

Consequences of Occupational Stress

만성적인 직무스트레스는 근로자의 건강과 복지에 해를 끼친다. 이러한 직무스트레스는 개인뿐만 아니라 고용주에게도 모두 정신적·신체적 효과를 초래할 수 있다. 스트레스와 관련된 건강문제는 생산성과 질병회복에 방해가 되고 고용주의 건강계획에 따르는 비용을 발생시킨다. 이 장에서는 고용주와 근로자의 관계에서 순환적인 본질을 강조하면서 직무스트레스의 결과를 논의할 것이다.

학습목표

- 근로자의 직무스트레스 결과를 파악한다.
- 조직의 직무스트레스 결과를 파악한다.
- 직무스트레스의 순환과정을 서술한다.

근로자의 직무스트레스 결과

실무현장에서 만성적인 스트레스의 결과는 다음과 같다(Ekundayo, 2014; Roberts, Grubb & Grosch, 2012).

- 잦은 결석
- 근무 이탈
- 직무만족도의 감소
- 생산성 감소
- 직무 관련 상해
- 도덕성 결여
- 소진
- 동정심 부족
- 불안, 우울, 피로, 자존감 저하 등 정신적 스트레스
- 고혈압, 궤양, 편두통, 면역억제와 같은 신체적 문제

이러한 요소 대부분은 간호전문직과 관련하여 널리 연구되었다. 특히 소진과 동정심 부족은 간호사가 정기적으로 직면하는 일과 관련된 스트레스의 결과이다.

핵심

자신의 직무에서 의미를 발견하는 간호사들은 소진 경험이 적을 것이다 (Rosales, Labrague & Rosales, 2013).

간호사의 만성적 스트레스의 결과; 소진과 동정심 부족

다른 간호제공자에 비해 간호사들은 소진되기 쉽다(Rosales, et al., 2013). 소진(burnout)은 만성 직무스트레스를 초래하고, 신체적 ·

감정적 · 정신적 소모(Allen, Holland & Reynolds, 2015)라고 할 수 있다.

소진의 증상은 다음과 같다(Bisk, 2016).

- 계속적인 피로
- 혹사당한 느낌
- 감사함을 느끼지 못하는 감정
- 일에 대한 열정 부족
- 동정심 부족

동정심 부족(compassion fatigue)은 정서적 지지를 필요로 하는 대상자 연민에 대해 소통할 수 있는 사람들을 괴롭힌다. 동정심 부족은 시간이 흐르면서 만성직무스트레스의 결과로 발전한다. 동정심 부족은 다음과 같은 상황을 발생시킨다.

- 행동변화
- 환자와 가족에게 연민을 보여줄 수 있는 능력의 감소
- 슬픔
- 우울
- 불안
- 거슬리는 생각
- 환각
- 정서적 무감동
- 회피
- 냉소주의
- 자존감 저하
- 생존에 대한 죄책감

핵심

근로자는 급성 스트레스의 원인을 정확히 기술할 수 있다. 스트레스가 사라질 때 개인의 수행능력은 정상이 될 수 있다. 만성 스트레스는 더 이상 예측할 수 없는 결과가 존재한다는 계속적인 압박감 때문에 생긴다. 근로자는 직업적으로 소진감을 느끼면서 작업장을 떠나게 된다(Ekundayo, 2014).

소진과 동정심 부족을 느끼는 간호사는 최적의 간호를 수행하기가 어렵다. 이것은 전문직에 대한 자아상을 갖기 어렵고 직무만족도가 줄어든다. 간호사가 자신의 직무에 만족하지 못하면 질적으로 우수한 간호를 제공하지 못해 고통을 받고 간호사, 환자, 조직에 부정적인 영향을 미친다(Rosales et al., 2013).

조직에서 받는 근로자 스트레스 결과

근로자가 만성적으로 스트레스를 받고 있을 때, 그들은 잠재력을 완전히 발휘할 수 없고 생산성도 떨어진다. 이탈한 근로자는 다음과 같은 행동이 나타나고 실무현장에서 문제가 확대되게 된다(Ekundayo, 2014).

- 수행능력 감소
- 동기화 감소
- 헌신 감소
- 불만족 증가
- 결근 증가
- 공식적인 고충 증가
- 이직률 증가

이탈한 근로자 문제와 생산성 부족현상은 조직의 미션과 목표를 달성하지 못하게 한다. 그러므로 스트레스가 증가하고 생산성이 떨어지기 때문에 직무스트레스의 원인을 파악하는 것은 조직과 근로자 개개인의 최상의 관심사다(Orly, Rivka, Rivka & Dorit, 2012). 근로자의 생산성이 줄어들 때, 조직시스템은 스트레스를 받는다. 이러한 역동은 고용주가 근로자를 압박하게 만들고 부수적으로 근로자의 스트레스로 돌아온다. 이러한 순환회로는 **그림 19.1**과 같다.

근로자들은 헌신이 줄어들고 직무만족도가 낮아지며, 조직의 미션에 몰두하기 어려워지면 빠르게 다른 직장을 찾게 된다. 비록 고용주가 근로자의 소모 정도를 이해하고 특히 동기화되지 못하는 근로자의 소모성을 느낀다 할지라도 고용주는 조직의 강화를 도울 수 있으다. 또한 높은 이직율은 재정적으로 비용이 많이 들고 팀에게 상처를

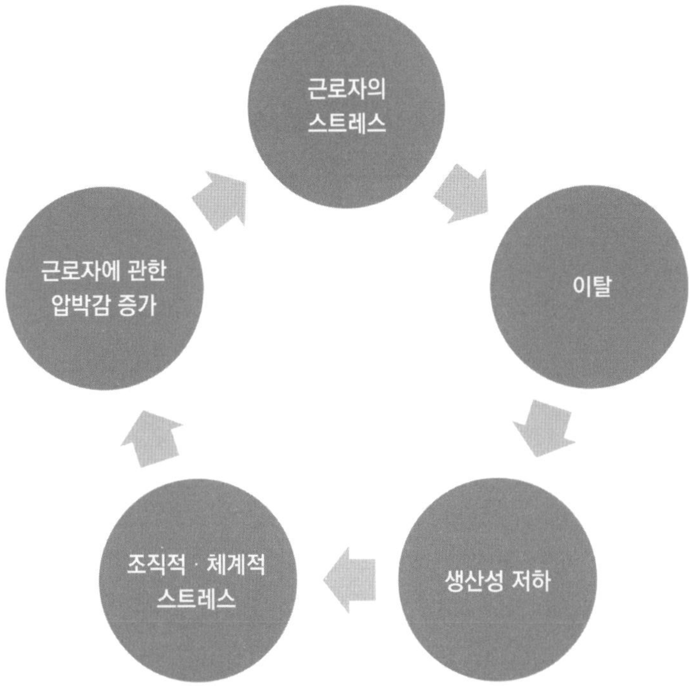

그림 19.1 직무스트레스의 순환회로

줄 수 있다. 실무현장의 스트레스 비용은 근로자의 순환이탈과 낮은 생산성 비용을 포함하여 연간 3천억 달러 정도가 소요된다(Taylor & Kluemper, 2012).

결론

직무스트레스의 심각한 결과는 직무스트레스를 최소화하는 프로그램과 기술을 개발하기 위해 파트너인 고용주와 근로자에게 최대의 관심사가 된다. 관리방안은 직무스트레스의 순환고리를 끊는데 목적이 있으며, 이는 조화로운 작업이 되도록 하는데 도움이 된다.

참고문헌

Allen, B. C., Holland, P., & Reynolds, R. (2015). The effect of bullying on burnout in nurses: The moderating role of psychological detachment. *Journal of Advanced Nursing, 71*(2), 381–390. doi:10.1111/jan.12489

Ekundayo, J. A. (2014). Occupational stress and employees' productivity in the workplace. *International Journal of Scientific Research in Education, 7*(2), 157–165. Retrieved from http://www.ijsre.com/index.html

Hegney, D. G., Craigie, M., Hemsworth, D., Osseiran-Moisson, R., Francis, K., & Drury, V. (2014). Compassion satisfaction, compassion fatigue, anxiety, depression and stress in registered nurses in Australia: Study 1 results. *Journal of Nursing Management, 22*(4), 506–518. doi:10.1111/jonm.12160

Orly, S., Rivka, B., Rivka, E., & Dorit, S.-E. (2012). Are cognitive–behavioral interventions effective in reducing occupational stress among nurses? *Applied Nursing Research, 25*(3), 152–157. doi:10.1016/j.apnr.2011.01.004

Roberts, R., Grubb, P. L., & Grosch, J. W. (2012, June 25). Alleviating job stress in nurses. Medscape. Retrieved from www.medscape.com

Rosales, R. A., Labrague, L. J., & Rosales, G. L. (2013). Nurses' job satisfaction and burnout: Is there a connection? *International Journal of Advanced Nursing Studies, 2*(1), 1–10. Retrieved from http://www.sciencepubco.com/index.php/IJANS

Taylor, S. G., & Kluemper, D. H. (2012). Linking perceptions of role stress and incivility to workplace aggression: The moderating role of personality. *Journal of Occupational Health Psychology, 17*(3), 316–329. doi:10.1037/a0028211

University of South Florida Health. (2016). Signs you're experiencing nurse burnout. Retrieved from http://www.usfhealthonline.com/resources/career/signs-you-are-experiencing-nurse-burnout/#.V5LVL_krJD9

20

직무스트레스의 해결

Addressing Occupational Stress

직원과 고용주 모두는 직장스트레스의 결과를 겪게 된다. 직무스트레스를 최소화하고 직장 내에서 인간관계 간 갈등과 유해성을 경감시키기 위해 몇 가지 전략들이 사용될 수 있다.

학습목표

- 직장스트레스를 완화시키는 접근법을 확인한다.
- 유해한 작업장을 탐색한다.
- 갈등 해소의 단계를 확인한다.

직무스트레스를 최소화하기 위한 전략

고용주는 직장스트레스를 해결하기 위해 두 가지 다른 접근법을 사용할 수 있다. 첫 번째는 조직의 문화와 과정을 다루는 것인데, 이렇게 하기 위해 다음 사항을 중점으로 관리한다(Orly, Rivka, Rivka & Dorit, 2012; Grubb & Grosch, 2012).

- 내부 프로세스
- 관리관행
- 업무흐름 문제
- 직원 할당량/작업량
- 직원 기대 명확히 정의
- 의사소통 증진
- 직원 간 긍정적 · 사회적 상호작용을 위한 기회 제공
- 경력 사다리에 대한 불확실성 감소

개인 관리자는 직장스트레스를 경감시키기 위해 다음과 같은 도움을 줄 수 있다.

- 정기적으로 직원의 공적을 인정한다.
- 그들이 관리가능하다고 인정하는 작업량을 모니터링한다.
- 말을 듣고 필요에 따라 업무환경 증진에 필요한 변화를 한다.
- 스트레스를 모니터링하고 관리를 위해 단계적으로 실시한다.
- 변화는 직원을 위한 도전임을 인식하고 과도기 동안 지지해준다.
- 문제가 있는 직원에게는, 직원의 생일이나 직장 기념일에 사무실에서 서명한 휴가 카드를 남기는 것 같은 작은 제스처를 제공한다.
- 직원들이 압도당할 때 도움을 제안하면 도와준다.

직장스트레스를 감소시키는 또 다른 접근법은 목표 교육 혹은 스트레스-감소 프로그램을 통해 직원들에게 초점을 맞추는 것이다.

- 명상 영역
- 운동 프로그램
- 체중 관리와 중독 상담을 포함한 웰리스 프로그램
- 인지행동 치료
- 시간관리 프로그램 같은 스트레스-감소 스킬-구축 세션
- 갈등 해소에 대한 서비스
- 팀-구축 행위

직장은 한 공간 안에 전문적인 수준의 경험과 출신성분이 다양한 개인들이 함께 생활하는 곳이다. 이상적으로는, 다양한 팀의 재능 있는 인력들이 조직 내에서 견디면 생산성을 극대화할 수 있다. 그러나 개인차, 업무흐름에 대한 선호도, 문제해결 접근성이 다양해 스트레스가 심한 상황에 직면할 때 팀이 갈등을 겪을 수 있다.

갈등 해소

둘 혹은 그 이상의 사람들이 동의하지 않을 때 발생하는 갈등은 많은 사람과 작업 스타일이 공존하는 직업 환경에서는 거의 피할 수 없다(Dahlin & Wittenberg, 2015; Tjosvold, Wong & YiFeng Chen, 2014). Mallidi(2015)는 성공적인 갈등해결에 참여하면 리더십을 개발하는데 도움이 된다고 언급했다. 그러나 갈등을 해결하기 전에 개인이 갈등을 다루는 다양한 방법을 알아야 한다(Saltman, 2006, Mallidi, 2015).

- **기피:** 이 접근법에서, 그 사람이 문제를 간단히 피하는 것은 문제가 심각하지 않을 때 적절하다. 그러나 문제가 지속되거나 혹은

중할 때는 효과적이지 않다.

- **적응:** 이 방법으로, 타인의 말을 주의 깊게 경청하고 그 사람의 입장을 받아들인다. 이 방법은 한 사람이 상대방의 입장에 결함이 있다는 것을 이해할 때 좋은 접근법이다.
- **경쟁:** 이 방법을 사용하면, 사람이 자신의 위치를 강하게 방어할 수 있다. 이 접근법은 좋은 팀워크를 지원하지 않는다.
- **협동:** 이 방법을 사용하면, 분쟁에 연루된 각 사람은 모든 사람의 요구를 충족시키는 해결책을 찾기 위해 협상에 참여한다. 이것은 일반적으로 가장 효과적인 갈등 해소 형태이다.

갈등 해소 접근법은 주어진 상황에서 인지된 힘의 차이뿐 아니라 사람의 개인적인 선호도에 따라 다양한 경향을 보인다. 갈등이 발생했을 때, 해소단계는 다음과 같다(Dahlin & Wittenberg, 2015).

- 갈등에 대한 사실들을 수집한다.
- 갈등 해소의 목표를 확인한다.
- 관련된 사람 혹은 다른 사람과 더불어 갈등을 해결한다.
- 갈등을 해소하는 데 있어서 각 사람의 지분을 확인한다.
- 갈등을 검토한다.
- 문제해결에 참여한다.
- 양 당사자의 요구를 충족시키는 결과를 결정한다.

갈등이 성공적으로 해소되었을 때, 상호 이익을 가져오는 건설적인 과정이 될 수 있다(Tjosvold et al., 2014). 그러나 갈등이 매우 지속적이고 뿌리 깊다면 명상이 도움될 수 있다.

핵심

많은 나라들은 직원과 조직에 미치는 수많은 부정적인 영향으로 인해 직장 괴롭힘에 대한 법을 제정하였다(Yamada, 2015).

중재

중재는 이해관계가 격려되고 당사자 간의 의사소통을 향상시키는데 관심이 있는 제3자를 통해 갈등이 해소되는 과정이다. 특별히 중재의 필요성은 예산, 직원 혹은 직장 내에서의 방향성에 대한 분쟁으로부터 발생한다. 중재의 목적은 일차적으로 관계를 재건하는 것이다(Brubaker, Noble, Fincher, Park & Press, 2014). 중재 과정의 단계는 다음과 같다(Employment Practices solution, 2011).

- 진술서를 개시한다.
- 문제를 확인한다.
- 쟁점들과 아젠다 상황을 확인한다.
- 해결방법을 찾는다.
- 합의에 도달한다.

중재는 갈등을 완화시키는 강력한 전략이 될 수 있다. 그러나 때로 갈등은 직접적이거나 쉽게 이해할 수 없다. 오히려 갈등과 거친 행위들은 직장 내에서 뿌리 내리고 환경의 일부가 될 수도 있다. 그러한 환경은 스트레스가 많고 유해가 심해서 이러한 유해가 있는 직장에서 일하는 간호사들을 돕기 위한 특수전략이 이용되어져야 한다.

유해성이 있는 직장 찾기

유해성이 있는 직장(toxic workplace)이란, 직원뿐 아니라 조직 전체에 부정적인 영향을 미치는 작업장이다. 이러한 환경은 시간이 갈수록 불량한 기관실적, 원치 않은 업무상황, 비효율적인 리더십의 결과로 발전하며, 이는 결과적으로 직장 내에서 부정적인 정서상태를 확산시킨다(harder, Wagner & Rash, 2014).

간호에서 유해성이 있는 작업 환경은 환자의 안전을 위협하고 의료적인 실수를 유발할 수 있다. 유해한 환경 내에서 간호사 스스로를 보호하는 몇 가지 전략들이 있다(White & Schoonover-Shoffner, 2016).

- 모든 업무는 정확하고 주의 깊게 기록한다.
- 리더에게 지시를 내리고 서면으로 기록하도록 요청한다.
- 중요한 회합 시 제3자를 포함시킨다.
- 직접적인 의사소통에 중점을 둔다,
- 부정적인 행위와 연루되는 것을 피한다.

결론

간호사는 업무환경 안에서 수많은 스트레스원에 직면하게 된다. 성공적으로 갈등을 극복하기 위해 제3자로부터의 중재나 혹은 갈등 중재전략을 사용할 수 있다. 직장 그 자체가 부정적인 수수께끼 투성이라면 유해적인 것으로 고려될 수 있다. 간호사는 그들 자신을 보호하고 질적인 환자간호를 유지하기 위해 유해성이 있는 업무환경을 가로지르는 방법을 인식해야만 한다.

참고문헌

Brubaker, D., Noble, C., Fincher, R., Park, S. K.-Y., & Press, S. (2014). Conflict resolution in the workplace: What will the future bring? *Conflict Resolution Quarterly, 31*(4), 357–386. doi:10.1002/crq.21104

Dahlin, C. M., & Wittenberg, E. (2015). Communication in palliative care: An essential competency for nurses. In B. R. Ferrell, N. Coyle, & J. A. Paice (Eds.), *Oxford textbook of palliative nursing* (pp. 81–109). New York, NY: Oxford University Press.

Employment Practices Solutions. (2011). Mediation in the workplace: A proactive approach to preventing litigation and promoting a healthier work environment. Retrieved from http://www.epspros.com/NewsResources/Newsletters?find=12002

Harder, H. G., Wagner, S., & Rash, J. (2014). *Mental illness in the workplace: Psychological disability management.* New York, NY: Routledge.

Mallidi, J. (2015). How to handle conflict with poise? A fellow's perspective. *Journal of the American College of Cardiology, 65*(1), 98–100. doi:10.1016/j.jacc.2014.11.012

Orly, S., Rivka, B., Rivka, E., & Dorit, S. E. (2012). Are cognitive–behavioral interventions effective in reducing occupational stress among nurses? *Applied Nursing Research, 25*(3), 152–157. doi:10.1016/j.apnr. 2011.01.004

Roberts, R., Grubb, P. L., & Grosch, J. W. (2012, June 25). Alleviating job stress in nurses. Medscape. Retrieved from www.medscape.com

Tjosvold, D., Wong, A. S. H., & Yi Feng Chen, N. (2014). Constructively managing conflicts in organizations. *Annual Review of Organizational Psychology and Organizational Behavior, 1*, 545–568. doi:10.1146/annur
ev-orgpsych-031413-091306

White, P. E., & Schoonover-Shoffner, K. (2016). Surviving (even thriving?) in a toxic workplace. *Journal of Christian Nursing, 33*(3), 142–149. doi:10 .1097/ CNJ.0000000000000289

Yamada, D. (2015). As workplace bullying enters the mainstream of American employment relations: Will law and public policy follow? *Membersonly Library, 14*, 19–21.

21

자기돌봄 101

Self-Care 101

간호사들은 간호업무상 수많은 압박에 대처하기 위해서 부정적인 감정을 완화하고 갈등을 해결하며 자신의 안녕을 증진시킬 수 있는 방법을 찾아야 한다. 이 장에서는 복원력을 구축하고 다양한 환자의 상실에 대처하며, 자기돌봄실무에 적용될 수 있는 방법에 대해 설명한다.

학습목표

- 복원력을 증진시키기 위한 방법을 규명한다.
- 다양한 환자의 죽음에 대처하는 방법을 논의한다.
- 다양한 자기돌봄기술을 활용한다.

복원력

건강관리 분야에서 일하는 것은 매우 보람 있는 일인 동시에, 소진으로 이어질 수 있는 많은 도전들을 받게 된다. 간호에서 보람을 느끼면서 평생 동안 업무를 지속하기 위해서는 간호사의 복원력을 구축하는 것이 중요하다. 복원력은 어려운 도전을 극복하고 부정적인 감정을 해결하도록 하는 개인적인 특성이다(Pettifer, 2013). 복원력이란, 간호사가 동정심을 적게 가져야 한다는 것을 의미하는 것이 아니다. 오히려 환자사망 후에 나타날 수 있는 비통과 사별에도 불구하고, 간호사가 동정심과 양질의 돌봄을 제공할 수 있도록 깊이 있는 정서적 힘에 접근할 수 있는 능력이다(Pettifer, 2013).

많은 연구들이 복원력을 개인적 특성으로 규명하였지만, 복원력은 시간이 지남에 따라 구축될 수 있다. 예를 들어, 문제해결력을 개발하고 일, 놀이, 예술, 운동에 참여하기와 같은 외부 활동은 복원력을 구축하는 데 도움이 된다. 희망을 유지하고 긍정적인 대처술을 일관되게 사용하는 것도 복원력을 높일 수 있다(Rushton, Batcheller, Schroeder & Donohue, 2015). 호스피스 간호사들은 반복적으로 환자의 죽음을 경험할 때 특히 복원력이 있어야 한다.

다양한 상실에 대처하기

호스피스 간호에서 독특한 스트레스 요인 중 하나는 간호사와 유대관계를 형성한 대부분의 환자들이 그러한 관계형성 과정 중에 죽게 된다는 사실이다. 호스피스 간호사들은 일주일에 몇 번, 1~2시간 동안 환자의 가정 방문을 지속하기 때문에, 환자 및 가족들과 매우 긴밀한 관계를 형성한다. 그뿐만 아니라 입원환자의 경우, 호스피스 간호사들은 증상의 위기나 사랑하는 사람의 상실에 이르기까지 환자의 증상을 관리하고 가족 구성원을 지지하면서 감정적인 개입을 하게 된다. 호스피스 간호사들은 환자의 질환이 말기에 이르렀다는 것을 알고 있다 할지라도, 환자의 죽음에 반복적으로 노출됨으로써 정서적으로 불안정하게 되고 자신의 안녕을 해칠 수 있다.

특히, 간호사가 다음 환자의 죽음을 연이어 직면할 것으로 예상할 때, 환자의 죽음은 간호사를 정서적으로 힘들게 할 수 있다. 생의 말기 상황에서 근무하는 것은 정서적인 부담뿐만 아니라, 다음과 같은 부담도 포함한다(Kent, Anderson & Owens, 2012).

- 기술상의 도전
- 윤리적 딜레마
- 법률상의 문제
- 문화적인 고려 사항
- 환자 가족의 사정 및 교육
- 복합적인 증상 관리

핵심

정서적으로 환자와 연결되어 있다고 느끼는 건강관리전문가들은 환자가 사망할 때 가족 구성원들과 마찬가지로 여러 가지 슬픔 증상을 보고한다 (Boerner, Burack, Jopp & Mock, 2015).

더욱이 호스피스 간호사들은 자신들이 돌보았던 환자와 같은 지역에 사는 경우가 흔하기 때문에, 지역사회에서 임종 환자의 가족과 마주치는 것은 간호사에게 부가적인 스트레스가 된다(Pettifer, 2013). 생의 말기를 맞이하는 환자들에게 친밀하고 복합적인 돌봄을 제공하려면 엄청난 헌신과 기술이 필요하다. 그러나 균형을 섬세하게 유지하는 것과 같은 관리능력은 호스피스 간호사에게 동기 부여

요인이 될 수 있고, 전문직으로서의 정체성을 강화시킬 수 있다(Kent et al., 2012).

숙련된 호스피스 간호사들조차도, 계속되는 환자의 죽음은 연민으로 인한 피로와 소진으로 이어질 수 있다. 그러나 숙련된 간호사들은 지식이 풍부하고 환자 및 조직을 위한 가치 있는 자원이다. 따라서 소진의 위험요소를 최소화하고, 간호사로서 오랫동안 근무하기 위해서는 다양한 자기돌봄 전략에 참여해야 한다.

자기돌봄 전략

세계보건기구(WHO, 2009)는 자기돌봄을 '개인, 가족구성원 및 지역사회가 좋은 건강을 유지하기 위해 참여해야 하는 계획적인 활동'(p.2)으로 정의한다. 자기돌봄 활동은 다음을 포함한다.

- 잘 먹기
- 운동하기
- 외부에 관심 갖기
- 일기 쓰기
- 기도하기
- 명상하기
- 휴가 사용하기
- 마사지하기
- 필요한 경우, 배정된 업무의 변경 요청하기

간호사들은 자기돌봄의 중요성을 이해하더라도, 항상 이러한 활동에 지속적으로 참여하는 것은 아니다(Malloy, Thrane, Winston, Virani & Kelly, 2013). 사실 자기돌봄은 모든 간호사가 스스로 이행해야 할 개인적인 책임이지만, 직장이나 기관 역시 간호사들이 자기돌봄을 진지하게 받아들이도록 지지하고 격려해야 할 뿐만 아니라 스트레스를 주는 사건 이후에 이에 대해 업무보고할 기회를 제공해야 한다. 직장에서 간호사들의 복지를 지원하는 몇 가지 방법은 다음과 같다(Harris & Griffin, 2015).

- 반영이나 명상을 할 수 있는 방의 이용
- 직원 지지 프로그램의 이용
- 적절한 인력 배치를 통한 휴식시간 지원
- 임종한 환자를 승인하고 종결의 의미를 고취하는 의식이나 의례
- 간호사들의 업무에 대한 공적인 인정
- 유급휴가
- 공동 분위기의 보장
- 직장 내 괴롭힘에 대한 무관용
- 개인의 일기 쓰기 장려
- 어려운 환자 배정 시 순환적 돌봄

간호사들의 안녕을 증진시키는 지원을 통해서, 기관들은 훌륭한 직원들을 보유할 뿐만 아니라 환자의 돌봄을 향상시키는 데 도움을 줄 수 있다. 자기돌봄을 장려하는 근무환경 또한 그것을 특례로서가 아니라 자기돌봄의 표준을 준수하게 함으로써 직원들의 건강을 증진시킬 수 있다.

결론

간호사들은 지속적인 자기돌봄기술을 사용하고, 스트레스를 줄이며 긍정적인 근무환경을 조성하기 위해 직장의 지원에 참여함으로써 소진이나 기타 업무와 관련된 위험 요소를 줄일 수 있다. 자기돌봄은 간호사들에게 경력을 쌓는 동안 양질의 환자 돌봄을 지속적으로 제공하는 것을 돕게 된다.

참고문헌

Boerner, K., Burack, O. R., Jopp, D. S., & Mock, S. E. (2015). Grief after patient death: Direct care staff in nursing homes and homecare. *Journal of Pain and Symptom Management, 49*(2), 214–222. Retrieved from http://europepmc.org/articles/pmc4300283

Harris, C., & Griffin, M. T. Q. (2015). Nursing on empty: Compassion fatigue signs, symptoms, and system interventions. *Journal of Christian Nursing, 32*(2), 80–87. doi:10.1097/CNJ.0000000000000155

Kent, B., Anderson, N. E., & Owens, R. G. (2012). Nurses' early experiences with patient death: The results of an on-line survey of registered nurses in New Zealand. *International Journal of Nursing Studies, 49*, 1255–1265. doi:10.1016/j.ijnurstu.2012.04.005

Malloy, P., Thrane, S., Winston, T., Virani, R., & Kelly, K. (2013). Do nurses who care for patients in palliative and end-of-life settings perform good self-care? *Journal of Hospice & Palliative Nursing, 15*(2), 99–106. doi:10.1097/NJH.0b013e31826bef72

Pettifer, A. (2013). Resolving my own feelings after a patient has died. In J. De Souza & A. Pettifer (Eds.), *End-of-life nursing care: A guide for best practice* (pp. 186–197). New York, NY: Sage.

Rushton, C. H., Batcheller, J. Schroeder, K., & Donohue, P. (2015). Burnout and resilience among nurses practicing in high-intensity settings. *American Journal of Critical Care, 24*(5), 412–420. doi:10.4037/ajcc2015291

World Health Organization. (2009). Self-care in the context of primary health care. Retrieved from http://www.searo.who.int/entity/primary_health_care/documents/sea_hsd_320.pdf

KARNOFSKY SCALE

The Karnofsky Performance Scale

The Karnofsky scale was devised by two American doctors in the 1940s (David Karnofsky and Joseph Burchenal) as an attempt to try to measure the more "subjective" side of the outcome of cancer treatment.

In fact the scale relates purely to physical ability and covers 11 points, from normal health to death, each scored as a percentage. The scale is:

Karnofsky Score (KS)	Definition
100	Normal; no complaints; no evidence of disease
90	Able to carry on normal activity; minor signs or symptoms of disease
80	Normal activity with effort; some sign or symptoms of disease
70	Cares for self; unable to carry on normal activity or do active work
60	Requires occasional assistance, but is able to care for most personal needs
50	Requires considerable assistance and frequent medical care
40	Disabled; requires special care and assistance
30	Severely disabled; hospitalization is indicated, although death not imminent
20	Very sick; hospitalization necessary; active support treatment is necessary
10	Moribund; fatal processes progressing rapidly
0	Dead

Source: Karnofsky, D. A., & Burchenal, J. H. (1949). The clinical evaluation of chemotherapeutic agents in cancer. In C. M. MacLeod (Ed.), *Evaluation of chemotherapeutic agents*. New York, NY: Columbia University Press.

찾아보기
INDEX

ㄱ

ㄷ

ㅁ

ㅂ

ㅅ

ㅇ

ㅍ

ㅎ

A~Y